ÉTUDE

SUR

L'ATROPHIE PARTIELLE

DU CERVEAU

PAR

LE Dr J. COTARD

ANCIEN INTERNE EN MÉDECINE ET EN CHIRURGIE DES HÔPITAUX
DE PARIS,
LAURÉAT DE LA FACULTÉ DE MÉDECINE,
MEMBRE DE LA SOCIÉTÉ DE BIOLOGIE.

AVEC DEUX BELLES PLANCHES LITHOGRAPHIÉES

PARIS
LEFRANÇOIS, LIBRAIRE-ÉDITEUR
UE CASIMIR-DELAVIGNE, 9.

—

1868

ÉTUDE

SUR

L'ATROPHIE PARTIELLE

DU CERVEAU

A. PARENT, imprimeur de la Faculté de Médecine, rue Mr-le-Prince, 31.

ÉTUDE

SUR

L'ATROPHIE PARTIELLE

DU CERVEAU

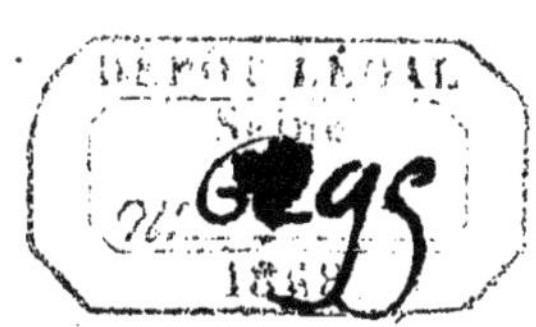

PAR

LE Dr J. COTARD

ANCIEN INTERNE EN MÉDECINE ET EN CHIRURGIE DES HÔPITAUX
DE PARIS,
LAURÉAT DE LA FACULTÉ DE MÉDECINE,
MEMBRE DE LA SOCIÉTÉ DE BIOLOGIE.

PARIS
LEFRANÇOIS, LIBRAIRE-ÉDITEUR
RUE CASIMIR-DELAVIGNE, 9.

1868

Nous nous occuperons dans ce travail des atrophies partielles du cerveau compatibles avec la vie, limitées le plus souvent à un hémisphère, et remontant habituellement à une maladie cérébrale de l'enfance, ou même de la vie intra-utérine, quoique dans certains cas elles puissent se produire dans l'âge adulte à la suite de lésions cérébrales graves, lorsque la malade survit de longues années. Ces atrophies sont presque constamment limitées à un seul hémisphère, et cela est aisé à comprendre; en effet, si les lésions dont elles sont la conséquence se produisaient des deux côtés, une mort prompte s'ensuivrait nécessairement, et l'on n'observerait pas ce ratatinement du cerveau, cette diminution de volume, ces pertes de substance qui sont le résultat d'un développement imparfait ou d'un long travail de résorption de la substance cérébrale.

Nous laisserons de côté les cas d'anencéphalie et les monstruosités; non que nous pensions que les lésions cérébrales trop étendues pour être compatibles avec la vie extra-utérine soient d'une nature différente, mais parce que cette étude aurait reculé trop loin les limites de notre sujet, et que les faits d'anencéphalie forment un groupe pathologique distinct. Nous aurons d'ailleurs recours à quelques faits de cette espèce dans lesquels la mort a suivi de près la lésion cérébrale, pour étudier à l'état récent les altérations dont l'aboutissant tardif est l'atrophie du cerveau.

Nous ne traiterons pas non plus de l'atrophie sénile, de l'atrophie qui survient à une certaine période de la paralysie générale, de celle qui appartient à l'alcoolisme, etc. Ces espèces d'atrophie cérébrale n'ont que fort peu de points de contact avec les faits qui font le sujet de cette étude.

Avant d'entrer en matière je dois adresser tous mes remerciments à mon maître, M. Charcot. C'est grâce à ses conseils et aux excellentes observations qu'il m'a communiquées, que j'ai pu entreprendre et terminer ce travail.

ÉTUDE

SUR

L'ARTROPHIE PARTIELLE

DU CERVEAU

CHAPITRE Ier.

Cazauvielh (1), le premier, rassembla un certain nombre de cas d'atrophie cérébrale pour les analyser, les comparer et en tirer des conclusions générales sur la nature et les caractères de la maladie. Il appela l'attention sur la contracture et l'atrophie des membres paralysés et il considéra la lésion cérébrale comme un arrêt de développement, une *agénésie*, comme il l'appelle, tantôt primitive, idiopathique, tantôt consécutive à une maladie du cerveau.

Vers la même époque, Dugès, dans son mémoire sur les altérations intra-utérines de l'encéphale (2), avait attribué un rôle important à l'encéphalite dans la pathogénie des destructions en atrophies cérébrales, il admettait en outre qu'une hydropisie de l'arachnoïde intérieure ou extérieure du cerveau pouvait produire des atrophies générales ou partielles de l'encéphale.

Breschet (3), quelques années plus tard, reprit le sujet traité par Dugès, rapporta un grand nombre d'observations d'atrophie cérébrale et d'anencéphalie qu'il considéra dans presque

(1) Archives gén. de méd., t. XIV; 1827.
(2) Éphémérides médicales de Montpellier, 1826.
(3) Arch. gén. de méd., t. XXV et XXVI; 1831.

tous les cas comme des arrêts de développement et non comme des destructions morbides.

M. le professeur Cruveilhier (1) suivit une autre méthode ; sans rien préjuger de leur nature il chercha à classer les différents cas d'atrophie d'après l'aspect des altérations que présentait la partie atrophiée, puis il compara ces altérations avec celles qu'il avait observées chez l'adulte et dont on connaissait déjà la pathogénie.

Il établit ainsi sept formes d'atrophie des circonvolutions cérébrales :

1° L'atrophie simple ;

2° Le ratatinement des circonvolutions qui offrent une surface inégale et granuleuse avec diverses nuances de coloration qui dénotent manifestement un épanchement de sang antérieur ;

3° La transformation celluleuse des circonvolutions avec coloration brunâtre ou jaune-serin ;

4° L'induration cartilagineuse (suite d'inflammation chronique) ;

5° Les pertes de substance, ulcérations qui suivent le ramollissement rouge ;

6° La transformation d'une portion d'hémisphère, de la presque totalité d'un hémisphère ou même des deux hémisphères en une membrane extrêmement tenue.

(M. Cruveilhier ajoute que cette lésion est le plus souvent congénitale, mais qu'il possède quelques observations qui semblent dénoter qu'une atrophie semblable étendue à la presque totalité d'un hémisphère a été postérieure à la naissance. Nous verrons plus loin la confirmation de cette opinion.)

7° La transformation de chaque circonvolution en un kyste, ce qui donne d'abord l'idée d'un kyste hydatique.

Comme on le voit, M. Cruveilhier porta surtout son attention sur le caractère anatomique de l'altération, et si dans bien des cas cette analyse ne lui suffit pas pour déterminer la nature du

(1) Atlas d'anatomie pathologique

processus morbide, il put cependant rapprocher certaines altérations congénitales des plaques jaunes, des anciens foyers sanguins, des encéphalites, leurs analogues, qu'il observait chez l'adulte.

C'est grâce à cette sage méthode que M. Cruveilhier put établir une distinction nette entre l'hydrocéphale vraie et l'hydrocéphale qui accompagne l'atrophie du cerveau, dans laquelle l'épanchement est secondaire et remplit seulement le vide laissé par la substance cérébrale; M. Cruveilhier a décrit ces cas sous le nom d'*anencéphalie hydrocéphalique :*

« L'existence d'une fluxion inflammatoire sur le cerveau, dit cet auteur, plus ou moins considérable et plus ou moins persévérante, est démontrée de la manière la plus péremptoire :

« 1° Par la coloration brun-marron, jaune-orangé, qui atteste un travail morbide de réparation des débris du cerveau; coloration qui atteste un travail de cicatrisation analogue à celui qui s'opère dans les parois des cavernes apoplectiques.

« 2° Par la densité quelquefois cartilagineuse de ces débris... Du reste l'altération de la substance cérébrale dans l'hydrocéphale n'est nullement en rapport avec la quantité de liquide que mesure en général assez exactement le volume de la tête; on pourrait même dire qu'elle est quelquefois en raison inverse, car dans les observations que j'ai recueillies ce sont les hydrocéphales à petite tête (micro-hydrocéphales), qui ont présenté l'anencéphalie la plus complète. »

Il faut donc admettre, avec M. Cruveilhier, que dans la plupart des cas d'atrophie cérébrale la cause de l'altération existe dans la substance même du cerveau et non pas dans l'épanchement séreux intra-crânien, puisque là où le cerveau est le plus altéré, l'épanchement est le moins considérable.

En 1834 parurent les *Recherches anatomico-pathologiques sur l'encéphale ;* dans sa huitième lettre, Lallemand rassembla la plupart des faits d'atrophie cérébrale connus jusqu'alors. Il discuta les observations du mémoire de Cazauvielh et montra que dans les cas présentés par cet auteur comme des exemples d'agénésie idiopathique, il était facile de trouver la trace d'une ancienne maladie qui avait déterminé secondairement l'arrêt de développement du cerveau. Après avoir réfuté la théorie de Serres, qui attribuait l'agénésie à une anomalie des artères cérébrales, il fit voir que l'agénésie primitive était une hypothèse qui n'expliquait rien et qu'en principe il ne faut pas généraliser ni imaginer des théories en partant des faits les plus mal connus d'un groupe pathologique.

Comme l'avait déjà fait M. Cruveilhier, il compara les lésions congénitales aux lésions qui se produisent chez l'adulte et conclut que « l'atrophie congénitale du cerveau, quelque simple qu'elle soit, est une altération pathologique analogue à celles qu'on observe à tous les âges et que cette altération doit être attribuée à la même cause, c'est-à-dire à une véritable encéphalite développée à une époque voisine de la conception. »

Malgré les beaux travaux de Cruveilhier et de Lallemand, nous voyons reparaître dans les ouvrages classiques plus modernes les aberrations du *nisus formativus*, les arrêts de développement idiopathiques, l'atrophie par accumulation de sérosité intra-crânienne, toutes théories dont ces auteurs semblaient avoir fait justice.

Le dernier travail important que nous ayons à signaler, est la thèse de M. Turner (1). L'auteur démontra le premier l'extrême fréquence de l'atrophie croisée du cervelet; il rapprocha les atrophies secondaires du pédoncule cérébral, de la protubérance de la pyramide et de la moelle observées chez les individus atteints d'atrophie cérébrale des lésions analogues que l'on trouve chez les hémiplégiques par ramollissement ou hémorrhagie; nouvelle confirmation des opinions de Lallemand qui ne voyait dans les atrophies ou agénésies cérébrales, que le résultat d'un très-ancien foyer d'encéphalite ou d'hémorrhagie.

(1) Paris, 1856.

Citons encore un mémoire de M. Robert Boyd (1). Cet auteur admet comme causes de l'atrophie cérébrale, un arrêt de développement, un foyer apoplectique, des tumeurs, des abcès, des ramollissements.

Des observations ont été publiées çà et là, nous donnerons plus loin l'analyse des plus importantes.

Dans la plupart des observations d'atrophie cérébrale publiées dans les ouvrages que nous venons de mentionner, la maladie remontait à l'enfance ou à la vie intra-utérine. Nous rapporterons plusieurs observations où des atrophies parfaitement caractérisées ont été la suite de maladies cérébrales de l'âge adulte. Devons-nous faire de ces derniers cas une classe spéciale et, à l'exemple des auteurs classiques, séparer nettement l'atrophie proprement dite de l'agénésie? Le mot *atrophie* signifie proprement la diminution de volume d'un organe dont la nutrition vient à être gravement troublée par une cause pathologique quelconque; le mot agénésie exprime le développement imparfait ou nul d'un organe.

La différence n'est en réalité pas aussi profonde qu'elle le paraît tout d'abord; en effet il n'y a pas là deux processus pathologiques différents : l'atrophie et l'agénésie se produisent toutes deux sous l'influence de causes analogues qui viennent entraver le jeu régulier de la nutrition, et c'est dans les caractères spéciaux de la nutrition pendant la jeunesse et pendant l'âge adulte qu'il faut chercher la différence. La nutrition qui chez l'adulte maintient seulement en équilibre le mouvement de composition et de décomposition des organes, possède chez l'enfant et le fœtus une activité plus considérable, et tient sous sa dépendance le *développement*.

Que la nutrition d'un organe vienne à être troublée chez un enfant, cet organe subira des phénomènes atrophiques, comme

(1) Atrophy of the brain (Med. chir. Trans., vol. XXXIX; 1856.)

il arriverait chez un adulte, mais de plus, son développement sera plus ou moins complétement entravé.

Que, par exemple, une lésion cérébrale grave, un ramollissement se produise chez un enfant, si la mort ne survient que longtemps après, on observera, comme chez l'adulte, des altérations atrophiques dans l'encéphale, la moelle, les nerfs, les muscles, les os. Mais, en outre, on verra que ces organes sont imparfaitement développés et que par exemple les membres paralysés sont plus grêles et moins longs que ceux du côté sain.

Il est donc évident que les troubles de la nutrition entraînent les troubles du développement et que le plus souvent l'agénésie, ou plutôt le développement imparfait n'est qu'un phénomène accessoire, un caractère propre aux cas où la maladie a débuté dans l'enfance, mais non pas la marque d'un processus pathologique spécial.

On peut se demander maintenant si l'imperfection du développement peut exister sans qu'il y ait eu une altération appréciable de la nutrition. Ce serait là la véritable *agénésie* distincte de l'atrophie.

Nous avons déjà dit que Lallemand a victorieusement combattu cette théorie, aussi serons-nous bref sur ce point.

A priori cette hypothèse d'un développement imparfait, sans lésion appréciable de tissu, ne paraît incompatible avec aucune des lois biologiques dont la connaissance nous est acquise. On sait même à quel point le développement des corps organisés est modifié par le milieu où ils se trouvent sans que cependant les phénomènes de leur nutrition présentent rien de pathologique. Il est vrai aussi que ce qui est aisé à concevoir pour un organisme entier l'est déjà moins pour un organe seul ou pour une fraction d'organe, un lobe cérébral par exemple. Mais, comme dans la plupart des cas, ainsi que l'a fait voir Lallemand, l'agénésie est consécutive à une maladie cérébrale lbien déterminée, pour pouvoir avec quelque raison expliquer es cas douteux par une agénésie primitive, il faudrait démontrer d'une façon péremptoire qu'il n'y a eu ni encéphalite, ni ramollissement, ni apoplexie, ni aucun phénomène morbide autre que l'arrêt de développement. Nous n'avons pas besoin d'ajouter que cette démonstration est impossible et que l'agénésie vraie reste une hypothèse idéale et hors de nos moyens de vérification.

En admettant même qu'on se laissât aller à y rattacher quelques observations, il faudrait bien se garder de faire de ces cas toujours obscurs, la base d'une généralisation quelconque, car, comme le dit avec tant de raison Lallemand : « S'il est des faits obscurs, embarrassants, pourquoi les isoler de leurs analogues? Pourquoi les choisir comme point de départ d'une théorie? Quand on est condamné à raisonner par analogie, pourquoi ne pas procéder comme on le fait dans toutes les sciences, du connu à l'inconnu, de l'évident au douteux? »

Nous laisserons donc complétement de côté la prétendue agénésie primitive et nous ne ferons pas un groupe distinct des atrophies cérébrales survenues chez les adultes; ce serait multiplier mal à propos les espèces morbides. En effet, sauf une certaine imperfection du développement des membres paralysés, il n'est aucun phénomène de l'agénésie cérébrale qu'on ne retrouve dans l'atrophie cérébrale des adultes; nous verrons même que le cervelet peut s'atrophier consécutivement à une lésion cérébrale chez l'adulte.

CHAPITRE II.

Ce chapitre contient toutes les observations qui serviront de base à cctte étude. Nous les avons analysées méthodiquement et abrégées autant que possible de façon à en rendre la comparaison facile. Nous les avons classées d'après les caractères de la lésion trouvée à l'autopsie. Un premier groupe contient les cas où ccs altérations se rapprochent des *plaques jaunes*. Un deuxième, ceux où l'on a trouvé des kystes, des cicatrices, des cavités anfractueuses remplies de tissu cellulaire, en un mot, des lésions analogues à l'infiltration celluleuse et aux anciens foyers hémorrhagiques. Le troisième comprend les cas où, sans être remplacée par aucune production nouvelle, la substance nerveuse a complétement disparu dans l'endroit qui avait été le siége de la lésion primitive. Le quatrième, les cas de sclérose diffuse primitive ou consécutive, caractérisés par l'induration de l'hémisphère atrophié. Dans un cinquième groupe, nous avons placé quelques cas douteux quant à la nature de l'altération.

Plaques jaunes.

OBSERVATION Ire

(Due à M. le docteur Charcot.)

G... morte le 5 avril 1862, à l'infirmerie de la Salpêtrière, à l'âge de 72 ans.

DÉBUT. D'après les renseignements fournis par le fils de la malade et par la malade elle-même, elle aurait été frappée d'hémiplégie gauche vers l'âge de 40 ans, et serait restée infirme depuis cette époque. Sa santé était bonne auparavant et elle n'avait aucune infirmité.

ETAT MENTAL. Cette femme était réduite à l'état d'idiotisme ou plutôt d'enfance ; elle se conduisait comme les enfants, on lui reprochait d'aller mendier dans les cours de la Salpêtrière pour avoir du tabac. Elle s'exprimait d'ailleurs avec assez de facilité, ne bégayait pas, ne substituait pas les mots les uns aux autres, seulement ses idées étaient restreintes dans un cercle très-étroit.

ETAT DE LA FACE. Dans les derniers jours de la vie on a remarqué que la figure paraissait plus petite à gauche.

ETAT DES MEMBRES. Membre supérieur gauche contracturé, rapproché du tronc. L'avant-bras en pronation est fléchi à angle aigu sur le bras, la main fléchie sur l'avant-bras, il est impossible de redresser les membres; et les tentatives paraissent causer une vive douleur. Les trois derniers doigts sont fléchis, leurs dernières phalanges étendues et appliquées sur la paume de la main. L'index est seulement demi-fléchi, il est incliné vers le bord cubital de la main et croise les trois derniers doigts ; le pouce est libre et a conservé quelques mouvements. Le membre inférieur a conservé des mouvements assez étendus ; il y a seulement un peu de roideur au genou et au cou-de-pied.

La malade marche en boitant et en s'aidant d'un bâton.

Les membres paralysés sont amaigris, mais il n'y pas de raccourcissement.

AUTOPSIE.

CRANE. Épaisseur très-ordinaire des deux côtés.

MÉNINGES. Aucune altération appréciable de la dure-mère. Sous l'arachnoïde, du côté droit, accumulation d'une grande quantité de liquide.

CERVEAU. L'arachnoïde incisée et le liquide écoulé, on voit l'hémisphère droit revenu sur lui-même et n'ayant pas en tout le volume du poing ; les circonvolutions sont ratatinées ; un certain nombre d'entre elles ont disparu, beaucoup paraissent transformées en un tissu membraneux constitué par la partie connective des circonvolutions. Coloration gris-brun-jaunâtre de la partie postérieure de l'hémisphère. Une seule partie de l'hémisphère a conservé à peu près son volume normal, c'est la portion la plus interne de la circonvolution du lobe temporc-pariétal qui borde inférieurement la scissure de

Sylvius ; cette partie de forme irrégulière et du volume d'une noix a tout à fait son aspect normal.

Hémisphère gauche sain.

Le nerf optique droit paraît un peu plus petit que le gauche, mais il n'a pas de coloration grise. Du côté droit le corps genouillé interne a son volume normal, mais le corps genouillé externe est évidemment réduit à sa couche la plus superficielle, toute la partie intérieure doit être détruite, la couche superficielle demi-transparente et affaissée forme la paroi d'une cavité dont on sent parfaitement l'existence par la palpation.

Le corps genouillé externe du côté gauche est plein, bombé et solide; de ce côté la bandelette optique ne peut (ce qui est l'état normal) être suivie au delà du corps genouillé ; du côté droit la bandelette optique, s'atténuant progressivement en arrière, se continue sous forme d'un tractus mince jusque vers le t bercule quatrijumeau antérieur. Les autres nerfs crâniens ne présentent aucune altération appréciable.

Isthme. Le pédoncule cérébral droit est de moitié plus petit que le gauche. La protubérance est très-asymétrique, sa moitié droite est très-petite. La pyramide antérieure droite est d'un bon tiers, sinon d'une moitié, plus étroite que la gauche, mais il n'y a pas de coloration grise.

Moelle. La moitié gauche de la moelle est un peu plus petite que la moitié droite. Pas de coloration grise.

Examen microscopique.

On a trouvé dans la partie jaunâtre atrophiée de l'extrémité postérieure de l'hémisphère droit :

1° De rares fibres nerveuses très-bien conservées ;

2° Beaucoup de matière granuleuse ;

3° De la graisse granulaire et des corps granuleux

4° Des corps amyloïdes rares ;

5° Ce nombreux corpuscules d'hématosine amorphe.

Moelle. La substance grise et les faisceaux blancs n'ont présenté aucune altération appréciable, non plus que les racines nerveuses des deux côtés.

Nerf médian gauche sain.

OBSERVATION II.

(Due à M. le docteur Charcot.)

Dominique-Caroline D..., entrée à l'infirmerie de la Salpêtrière, e 10 avril 1863. Morte le 24 mai 1863, à l'âge de 45 ans.

Début. Il parait que la malade a eu une attaque suivie d'hémiplégie, il y a une vingtaine d'années (vers l'âge de 15 ans par conséquent).

Etat mental. Il paraît que, jusqu'à ces dernières années, la malade ne présentait pas de troubles intellectuels considérables, elle pouvait parler et soutenir une conversation; il y a cinq ou six ans, il est survenu des pertes de connaissance et des troubles intellectuels qui ont fait admettre la malade à la Salpêtrière, division des aliénées. Actuellement l'intelligence est très-affaiblie, la malade ne se rend pas compte de son état. Elle parle assez mal et s'exprime d'ailleurs dans un patois flamand à peu près incompréhensible.

Etat de la face. Très-légère déviation de la bouche à gauche. La langue n'est pas déviée.

Etat des membres. Hémiplégie droite avec contracture. L'avant-bras est fléchi à angle droit, la main fléchie sur l'avant-bras, les doigts fortement fléchis dans la paume de la main, le pouce est resté étendu. On ne peut étendre le membre qu'avec effort et il reprend sa position habituelle dès qu'on l'abandonne à lui-même. Pied équin: la malade marche assez facilement en s'appuyant sur l'extrémité antérieure du premier métatarsien droit.

La sensibilité est conservée dans les membres paralysés.

AUTOPSIE.

Crane normal.

Méninges. Le crâne enlevé, la dure-mère paraît flasque du côté gauche; de ce côté la pie-mère est œdémateuse, et adhère intimement à la substance cérébrale sous-jacente qui est profondément altérée.

Cerveau. Hémisphère gauche notablement plus petit que le droit, et diminué dans tous ses diamètres; les circonvolutions de cet hémisphère sont pour la plupart transformées en une substance gélatiniforme transparente, jaunâtre, de la couleur d'une solution de gomme et assez résistante aux tractions.

CERVELET. Atrophie notable de l'hémisphère droit.

ISTHME. Le pédoncule et la pyramide du côté gauche sont atrophiés; la protubérance très-asymétrique.

MOELLE. Atrophie du cordon antéro-latéral droit.

NERFS. Les nerfs du côté paralysé (nerf médian) sont beaucoup plus gros que ceux du côté sain.

Examen microscopique.

On a trouvé dans la substance gélatineuse des circonvolutions altérées de nombreux corpuscules de tissu conjonctif ronds ou allongés, et des débris de tubes et de cellules nerveuses. Il y avait très-peu de corps granuleux, seulement quelques-uns le long des vaisseaux.

OBSERVATION III.

(Due à M. le docteur Charcot.)

Marie-Louise B... Entrée à la Salpêtrière le 18 juin 1862, morte le 19 octobre 1862, à l'âge de 52 ans.

DÉBUT. Cette femme, aveugle depuis trois ans, aurait été frappée, cinq semaines avant son entrée, de paralysie avec perte de la parole.

ETAT MENTAL. La malade paraît comprendre ce qu'on lui dit, on peut lui faire tirer la langue; mais, quand on essaye de la faire parler, elle remue les lèvres et répond par un grognement tout à fait inintelligible. On ne l'a jamais entendue prononcer une seule parole. Lorsque ses parents venaient la voir elle paraissait les reconnaître à la voix, elle répondait alors à leurs embrassements; quand on lui demandait si elle reconnaissait sa fille, elle faisait entendre un grognement et se mettait à pleurer.

Quand on l'interrogeait et qu'elle voulait répondre oui, elle faisait un grognement et souvent un léger signe de tête. Elle a toujours gâté; fèces et urines.

ETAT DES SENS. La cécité paraît complète, les pupilles sont dilatées, les milieux de l'œil troubles.

ETAT DE LA FACE. Très-légère déviation de la bouche à gauche; la langue n'est pas déviée.

Etat des membres et attitude. Hémiplégie droite, décubitus dorsal, un peu latéral droit. Membre supérieur droit étendu, plutôt flasque que roide; l'avant-bras est en pronation; les doigts sont fléchis en crochet, si on veut les étendre, on éprouve une certaine résistance, et ils reprennent de suite leur position habituelle. La cuisse droite est légèrement fléchie, la jambe fléchie à angle droit sur la cuisse; tout le membre inférieur repose sur sa face externe. On peut le redresser, mais cela paraît causer de la douleur à la malade. Les membres droits sont libres. Sensibilité conservée dans les membres paralysés.

Accidents ultimes. Le 21 septembre, rotation de la tête et des yeux à droite.

Le 1er octobre, roideur dans le coude gauche; le 15 octobre, roideur dans les deux membres du côté gauche, élévation de la température du bras droit. Eschare. Mort le 19 octobre.

AUTOPSIE.

Le crâne enlevé, la dure-mère paraît déprimée, ridée, froncée au niveau des lobes antérieurs, surtout vers la partie latérale du lobe antérieur gauche.

Cerveau. La dure-mère étant incisée, il s'écoula une grande quantité de liquide, et on constata que l'hémisphère gauche avait subi une perte de substance considérable, par suite de la destruction d'un grand nombre de circonvolutions.

Cette perte de substance comprenait :

1° La troisième circonvolution frontale en totalité;

2° La partie la plus inférieure des circonvolutions transversales ou marginales) antérieure et postérieure;

3° La circonvolution marginale inférieure et l'insula en totalité; toutes les circonvolutions qui se voient dans la scissure de Sylvius étaient atrophiées;

4° La plus grande partie des circonvolutions de la face externe des lobes moyen et postérieur à partir de la circonvolution transversale postérieure restée saine jusque vers l'extrémité postérieure de l'hémisphère.

Les parties où manquent les circonvolutions forment de larges plaques déprimées, d'un jaune ocré, sur lesquelles se dessinent d'abondantes ramifications vasculaires; la pie-mère sur les parties altérées paraît ridée et froncée. Sous ces plaques jaunes existe un ramollissement grisâtre occupant la substance blanche, mais ne s'étendant pas jusqu'au ventricule. Le corps strié est altéré dans la plus grande partie de son étendue; la queue et toute la portion externe sont ramollies, jaunâtres vers la surface venticulaire, grisâtres vers l'insula.

Couche optique saine.

L'hémisphère droit est relativement sain. On y observe seulemen un foyer de ramollissement occupant l'extrémité postérieure du lobe postérieur, du volume d'une noix, ne s'étendant pas jusqu'au ventricule, jaunâtre à la surface, grisâtre à l'intérieur. Au niveau de ce foyer, les circonvolutions n'ont pas encore subi l'atrophie qui existe du côté gauche.

Le corps strié et la couche optique sont sains.

Le *cervelet*, les *pédoncules cerébraux*, la *protubérance* et la *moelle allongée* ne présentent aucune altération appréciable. Pas d'atrophie de l'une ni de l'autre pyramide.

Artères du cerveau. Athéromateuses. La sylvienne gauche, très-athéromateuse dans l'étendue de 1 centimètre, paraît à peu près oblitérée. Les ramifications artérielles qui se rendent dans les parties ramollies présentent çà et là la dégénérescence athéromateuse sous forme de nœuds.

OBSERVATION IV.

(Due à mon ami M. le docteur Prévost.)

Q...., 58 ans, admise à la Salpêtrière en 1863, morte le 18 juillet 1865.

Début. Cette femme est hémiplégique depuis vingt ans; depuis trois mois elle ne peut plus marcher, elle est gâteuse.

État mental. L'intelligence est très-affaiblie. Tendance au rire. La malade articule difficilement, mais ne paraît pas avoir de peine à trouver ses mots.

État des membres. Hémiplégie gauche. Membre supérieur gauche contracturé. Avant-bras fléchi à angle droit, poignet légèrement fléchi, poing presque fermé.

Pas de contracture du membre inférieur. Sensibilité conservée.

AUTOPSIE.

CERVEAU. Artères de la base athéromateuses. La terminaison de la carotide droite présente une atrophie remarquable; elle offre à peine les deux tiers du volume normal; son calibre est oblitéré par un caillot qui se prolonge dans l'artère sylvienne; plusieurs autres artères sont à demi oblitérées par des dépôts athéromateux, en particulier celles qui se rendent au cervelet. Tout le lobe frontal droit est atrophié et présente plusieurs anciens foyers de ramollissement jaune : 1° à la partie antérieure de la première circonvolution; 2° à la partie postérieure de cette même circonvolution (le ramollissement paraît plus récent dans ce point, quoique jaunâtre); 3° à la partie la plus interne des circonvolutions marginales; il existe en ce point une perte de substance de 5 centimètres de longueur sur 2 à 3 de largeur; les circonvolutions y sont presque détruites, ratatinées, séparées par des interstices jaunâtres; 4° à la partie interne et antérieure du lobe occipital. Corps strié droit atrophié. La couche optique a conservé son volume normal. Pas de lésion apparente à la coupe.

CERVELET. L'hémisphère gauche est atrophié.

ISTHME. Atrophie du pédoncule cérébral droit, dont le volume est réduit de moitié, et qui présente une coloration grisâtre. La moitié droite de la protubérance est affaissée. La pyramide droite est atrophiée et grise.

MOELLE. Non examinée.

OBSERVATION V.

(Due à M. le docteur Charcot).

C..... (Geneviève-Charlotte), 71 ans, morte à la Salpêtrière le 23 février 1868.

DÉBUT. Vers l'âge de 2 ans, petite vérole dont elle porte encore les traces. Soit pendant, soit immédiatement après cette petite vérole, elle aurait été prise de convulsions suivies de paralysie du membre supérieur gauche.

ÉTAT MENTAL. Cette femme exerçait le métier de marchande des quatre-saisons. Elle était intelligente.

État des sens. Normal.

État de la face. Pas de déviation des traits ni de la langue.

État des membres. Membre supérieur gauche atrophié et contracturé ; l'avant-bras demi-fléchi sur le bras, la main fléchie sur l'avant-bras et inclinée sur le bord cubital; les doigts fléchis dans la paume de la main.

Le membre inférieur est raccourci et la malade marche difficilement; mais ces accidents datent d'une fracture du col inférieur (il y a cinq ou six ans). Auparavant la malade marchait sans difficulté. Morte de bronchite.

AUTOPSIE.

Crane. Très-dur. Configuration normale.

Méninges. Nombreuses adhérences de la dure-mère. Pas d'adhérences de la pie-mère.

Cerveau. L'hémisphère droit paraît un peu plus petit que le gauche. En arrière de l'extrémité supérieure du sillon de Rolando existe une dépression étendue longitudinalement jusque dans le lobe occipital, et suivant la direction de la scissure interhémisphérique, présentant 5 centimètres de long sur 1 de large. Les circonvolutions y ont complétement disparu; le fond de la dépression est occupé par une substance brun-jaunâtre assez molle et de consistance pulpeuse. Au microscope, cette substance paraît composée d'une grande quantité de granulations graisseuses et de corps granuleux provenant de la régression des éléments nerveux et d'une trame de substance conjonctive dont on aperçoit les nombreux noyaux. Corps strié et couche optique sains.

Poids de l'hémisphère droit . . . . 475.

Poids de l'hémisphère gauche sain . . . . . 540.

Cervelet. L'hémisphère gauche pèse 5 grammes de plus que le droit.

Moelle. Pas d'atrophie.

Kystes et infiltration celluleuse.

OBSERVATION VI.

(Due à M. le docteur Charcot.)

D..... (Marie-Julie), entrée le 18 juillet 1862, à l'hôpital Lariboisière, où elle est morte d'une fièvre typhoïde, à l'âge de 21 ans.

Début. A l'âge de 10 mois cette fille fut prise de convulsions qui mirent sa vie en danger, et furent suivies d'hémiplégie gauche.

État mental. Intelligence fort peu développée.

État des sens. Les yeux, microphthalmiques, sont agités par un nystagmus continuel, et la malade prétend ne rien voir; cependant on peut lui faire reconnaître quelques objets. L'examen ophthalmoscopique montre, dans chaque œil, une tache blanchâtre parsemée d'amas pigmentaires, qui occupe presque toute la moitié inférieure du fond de l'œil. La papille paraît d'ailleurs saine, et la sortie des gros vaisseaux normale. Cette tache blanche, dans laquelle on peut aisément poursuivre les vaisseaux rétiniens, ne paraît pas s'être produite par une exsudation, mais plutôt par une décoloration de la choroïde, consécutive à la résorption du pigment, et reconnaissant pour cause une inflammation ancienne remontant probablement à l'époque des convulsions.

État des membres. Membre supérieur gauche atrophié : de l'acromion à l'articulation huméro-radiale, 26,5 centimètres; du côté sain, 30 centimètres; raccourcissement, 3,5. De l'articulation huméro-radiale à l'apophyse styloïde du radius, 21 centimètres; du côté sain, 23,5 centimètres. Raccourcissement, 2,5.

Contracturé : Avant-bras en pronation fléchi à angle droit sur le bras. Main fortement fléchie. Les premières phalanges des doigts sont étendues; les deuxièmes demi-fléchies.

Membre inférieur. Le genou est légèrement fléchi, le pied fortement étendu (pied bot équin). La malade marche sur la pointe du pied.

État du tronc. La mamelle gauche paraît plus petite que la droite. La malade se tient inclinée du côté gauche.

AUTOPSIE.

Crane. Pas de déformation notable.

Cerveau. Pas de traces de lésions récentes ou anciennes à la surface des hémisphères; les circonvolutions sont aussi bien dessinées d'un côté que de l'autre. L'hémisphère droit est notablement plus petit que le gauche. Tous ses diamètres ont subi une diminution qui varie entre un demi et 2 centimètres.

Dans l'épaisseur du corps strié on trouve un kyste à parois lisses et présentant des tractus celluleux dans son intérieur. Ventricule droit très-dilaté.

Tubercules mamillaires égaux.

Cervelet. Hémisphère gauche atrophié.

Isthme. Le pédoncule cérébral droit est atrophié; la protubérance et la moelle allongée ne présentent rien d'appréciable.

Nerfs. Les nerfs optiques sont très-atrophiés; ils ne paraissent pas plus gros que les nerfs moteurs oculaires communs. Le droit paraît plus petit que le gauche. A l'examen microscopique on a vu dans ces nerfs une grande quantité de tissu conjonctif; les fibres nerveuses avaient en grande partie disparu. Atrophie de la rétine.

Les autres nerfs examinés ne présentent pas d'altération évidente.

OBSERVATION VII.

(Turner, obs. II.)

Veuve C....., 82 ans.

Début. Inconnu. Infirme depuis très-longtemps.

État mental. Rien de noté.

État des membres. Le membre supérieur gauche est atrophié et rétracté à son extrémité; l'avant-bras dans la pronation, formant un angle droit avec le bras, est appliqué sur le côté gauche du tronc; la main est au niveau de la région ombilicale; elle est fléchie fortement dans l'articulation du poignet. Il n'y a pas d'inclinaison latérale vers le bord cubital de l'avant-bras, comme c'est l'ordinaire dans les hémiplégies datant de la naissance ou des premières années de la vie.

Le pouce pend verticalement et se dirige vers la paume de la main dans le mouvement d'opposition. Les quatre autres doigts sont fléchis en crochet. Il est impossible de redresser les doigts et la main; quand on veut produire ce mouvement forcé, on fait saillir comme des cordes les tendons des muscles rétractés. Le cubital postérieur, le long abducteur et le court extenseur du pouce sont devenus fléchisseurs et sont passés à la face antérieure de l'avant-bras. Le biceps brachial offre aussi un certain degré de rétraction.

Le membre inférieur gauche est atrophié. Le pied est dévié en dedans, et sa pointe est un peu portée en bas. Le tendon d'Achille est rétracté.

AUTOPSIE.

Crane. Pas de déformation extérieure; parois épaissies d'une manière très-notable, mais également à droite et à gauche.

Méninges. Dure-mère et cavité de l'arachnoïde: rien de particulier. Le tissu cellulaire sous-arachnoïdien est infiltré de sérosité des deux côtés, mais un peu plus à droite.

Cerveau. Les membranes enlevées, il est facile de voir tout d'abord que l'hémisphère droit est atrophié dans toute son étendue : il est dur, résistant; ses circonvolutions sont maigres, minces, séparées les unes des autres. Le cerveau, abandonné sur la table, s'est affaissé à gauche, tandis qu'à droite la consistance de la substance cérébrale a permis à l'hémisphère droit de garder sa forme arrondie normale. Les membranes ont pu être enlevées facilement et sans déchirure à la surface de l'hémisphère induré, tandis qu'à gauche il a été impossible de les enlever sans déchirer la couche corticale des circonvolutions.

En outre, l'hémisphère gauche présentait dans son lobe postérieur un ramollissement et un foyer d'hémorrhagie capillaire de la grosseur d'un œuf.

La couche optique et le corps strié droit sont manifestement plus durs, plus consistants et diminués de volume; une coupe montre entre ces deux organes une petite cavité kystique située profondément sur leur partie externe (que M. Turner considère comme un ancien foyer hémorrhagique.

Cervelet. Lobe gauche évidemment atrophié et induré.

Isthme. Atrophie du pédoncule. Protubérance asymétrique. Atrophie de la pyramide gauche.

Pas d'atrophie des nerfs.

Moelle. Atrophie descendante.

OBSERVATION VIII.

(Cazauvielh, obs. V.)

M... (Marie), 68 ans.

DÉBUT. Hémiplégie droite datant au moins de la naissance.

ÉTAT MENTAL. Cette femme vendait du lait au marché de la Salpêtrière, il paraît que la sensibilité, l'intellect et la faculté de s'exprimer étaient développés jusqu'à un certain point.

ÉTAT DES SENS. Pupille droite moins contractée que l'autre.

ÉTAT DE LA FACE. Bouche habituellement déviée à gauche.

ÉTAT DES MEMBRES. Membre supérieur droit aussi volumineux que l'autre, le malade n'avait jamais pu s'en servir; sans cesse fléchie, elle tenait le dos de sa main appuyé contre la poitrine.

Membre inférieur droit plus court et moins gros que le gauche, locomotion très-difficile.

Morte de pneumonie.

AUTOPSIE.

CRANE et MÉNINGES. Ne présentent rien de particulier.

CERVEAU. Hémisphère gauche, lobe frontal petit; dans son intérieur vers sa partie postérieure et externe existe une cavité pouvant recevoir dans son intérieur une amande et communiquant par une petite ouverture avec le ventricule latéral. La paroi supérieure de cette cavité est formée par la substance grise seulement, son intérieur est tapissé par une membrane rosée, entrelacée de brides ; elle ne contient aucun liquide.

Le corps strié gauche, d'un quart plus petit que le droit, contient fort peu de substance blanche. La différence est un peu moins prononcée pour les ganglions optiques.

Les autres parties de l'encéphale sont régulièrement conformées. Les nerfs sont plus gros et plus jaunes dans les membres paralysées. Les vaisseaux sont égaux.

OBSERVATION IX

(Cazauvielh, obs. VI.

N... âgée de 27 ans.

DÉBUT inconnu.

ÉTAT MENTAL. Facultés intellectuelles obtuses : sa langue se prêtait difficilement à l'expression de ses pensées qui étaient loin d'être lucides.

ÉTAT DES SENS. Sensibilité peut-être un peu moindre du côté paralysé.

ÉTAT DE LA FACE. Bouche habituellement déviée à droite. Pupilles également dilatées.

ÉTAT DES MEMBRES. Bras droit raccourci et peu volumineux, la main portée en forte pronation ; mouvements très-bornés.

Membre inférieur, moins volumineux mais aussi long que son congénère. Mouvements pénibles, claudication.

ÉTAT DU TRONC. Dans la progression le corps de N... se portait toujours sur le côté affecté.

Morte d'une gastro-entérite chronique et d'une pleurésie aiguë.

AUTOPSIE.

CRANE. Le côté gauche du front est moins saillant que le droit, l'inverse a lieu à la partie postérieure.

MÉNINGES. Très-infiltrées de sérosité à la surface convexe du cerveau, fort peu à la base ; s'enlèvent facilement, excepté sur le lobe antérieur gauche.

CERVEAU. Tout le lobe antérieur gauche est affaissé sur lui-même, la consistance de ses deux substances est extrêmement molle. Incisé longitudinalement, ce lobe présente dans toute son étendue une altération remarquable, bornée en haut, du côté externe et inférieurement par une couche très-mince de substance grise et blanche, en dedans par une lame blanchâtre qui la sépare du ventricule latéral, et consistant en une substance jaunâtre, très-molle dans quelques points, ferme dans d'autres ; criblée de petites cellules kystiques remplies d'un fluide également jaunâtre, gélatiniforme. La substance qui environne cette altération est d'une consistance médiocre et très injectée.

Les ventricules contiennent beaucoup de sérosité.

Les corps striés et les couches optiques sont normaux.

La partie postérieure de l'hémisphère gauche et le reste de l'encéphale sont sains.

OBSERVATION X.

(Breschet, obs. XVII.)

G... âgé de 44 ans.

Début. Il avait un pied bot de naissance.

État mental. Intelligence extrêmement bornée, il faisait peu ou point de réponse aux questions. Il occupait les emplois les plus sales de sa division et était très-jaloux de les remplir.

État des membres. Pied droit bot, la pointe tournée en dedans, la plante du pied en arrière. Membre inférieur droit plus court et moins volumineux que le gauche.

Les membres supérieurs n'offrent rien de remarquable.

AUTOPSIE.

Crane. Front très-bas.

Méninges. Ne contiennent presque pas de sérosité, pas d'adhérences.

Cerveau. Généralement petit. Hémisphère gauche plus petit en largeur et en longueur que le droit. Vers l'union des lobes moyen et antérieur gauches, dépression irrégulière d'une profondeur de 3 à 4 lignes, d'une étendue de 1 pouce et demi à 2 pouces carrés; dans cet espace les circonvolutions sont rudimentaires ou manquent même complétement.

Couches optiques atrophiées et indurées toutes les deux, mais surtout la gauche.

Corps strié gauche un peu plus petit que le droit.

Dans l'intérieur de la substance blanche existent plusieurs cavités irrégulières, tapissées par des filaments celluleux très-résistants, traversées en tous sens par des filaments de même nature, et remplies par un liquide séreux décoloré. Autour de ces cavités la substance blanche a augmenté de consistance.

Une semblable cavité existe à la pointe de chaque lobe antérieur.

OBSERVATION XI.

(Lallemand, 6e lettre; obs. XXIII.)

L... âgée de 9 ans. Hémiplégie droite avec roideur et atrophie, diminution d'intelligence, conservation ou retour partiel de la parole. Morte de pneumonie.

AUTOPSIE.

Crane. Bien conformé.

Cerveau. A la surface de l'hémisphère gauche, circonvolutions aplaties supérieurement et en arrière; sentiment de fluctuation à travers la substance cérébrale amincie.

Ventricule latéral du même côté très-dilaté, surtout en arrière, aux dépens de la cavité ancyroïde qui est de capacité à recevoir un gros œuf de poule.... Les parois externe et supérieure du ventricule sont très-minces... La substance grise des circonvolutions correspondantes est réduite à une lame très-dure, presque cartilagineuse et décolorée; la substance blanche sous-jacente est transformée en une espèce de tissu cellulaire à mailles distendues par une sérosité limpide; sur les parois de ces cellules qui donnent à la substance médullaire l'aspect de lames appliquées les unes contre les autres, on voit une foule de petits trous capillaires. Cette transformation envahit presque toute la substance blanche de l'hémisphère gauche.

OBSERVATION XII.

(Lallemand, 6e lettre; obs. XXIV.)

D..., mort à 21 ans, à Charenton.

Hémiplégie droite, datant de la première enfance, accompagnée d'affaiblissement de l'intelligence et d'accès d'épilepsie qui étaient précédés ou suivis de délire maniaque. Les accès devinrent de plus en plus fréquents, et le malade tomba dans un état complet d'idiotisme.

AUTOPSIE.

Hémisphère gauche, beaucoup plus petit que le droit; arachnoïde qui le recouvre, épaisse et d'un blanc opaque ; à la partie postérieure de la face supérieure de cet hémisphère, dépression considérable. L'arachnoïde enlevée en ce point, laisse voir la substance du cerveau convertie en une sorte de tissu cellulaire infiltré de sérosité. Ce mode d'altération s'étend en épaisseur jusqu'au ventricule dont la paroi supérieure a, en cet endroit, 3 lignes environ.

OBSERVATION XIII.

(Turner, obs. III.

Jeanne-Irma F..., 18 ans.

Début. Hémiplégie droite congénitale ; plusieurs fois des convulsions pendant l'enfance.

Épileptique.

État mental. Intelligence saine, mais peu développée.

État des sens. Strabisme. La vue est très-affaiblie; elle est presque complétement perdue du côté droit (ophthalmies anciennes, taches sur la cornée).

État de la face. Le côté droit de la face est un peu plus immobile que le gauche; la pointe de la langue n'est pas déviée.

État des membres. Le membre supérieur droit est retracté et contracturé, l'avant-bras est légèrement fléchi sur le bras; la main en pronation forme avec l'avant-bras un angle droit. Les doigts sont d'autant plus fléchis qu'on se rapproche du bord interne de la main qui offre en outre une certaine inclinaison sur le bord cubital de l'avant-bras (main-bot cubito-pulmaire). Le membre tout entier présente une atrophie notable ; on y observe quelques mouvements volontaires très-bornés. La peau, mince et décolorée, a conservé sa sensibilité. Le membre inférieur droit offre une atrophie moins considérable ; il y a aussi un certain degré de contracture ; le pied seul est rétracté ; la déformation consiste dans l'abaissement de la pointe du pied qui est en même temps portée en dedans (pied-bot varo-équin). Les mouvements du membre tout entier sont assez libres ; aussi la malade peut-elle marcher, mais avec une légère claudication.

Sensibilité conservée.

De temps en temps, dans le côté paralysé et surtout dans le bras, douleurs très-vives, quelquefois accompagnées d'un faible tremblement.

ÉTAT DU TRONC. Il y a une certaine inclinaison de tout le corps du côté paralysé.

Morte de phthisie pulmonaire.

AUTOPSIE.

CRANE. Petit. Léger aplatissement au niveau du pariétal gauche. Épaisseur des os normale.

MÉNINGES. L'arachnoïde viscérale et la pie-mère n'offrent n'offrent aucune trace morbide, si ce n'est dans le point correspondant à la lésion principale de l'hémisphère.

CERVEAU. Destruction d'une portion considérable de l'hémisphère gauche. Vers le milieu de sa face externe, existe une excavation de 4 centimètres environ de profondeur sur 3 de largeur, étendue de la scissure de Sylvius, au fond de laquelle on ne voit plus le groupe des circonvolutions de l'insula, jusqu'à un pouce de l'extrémité du lobe cérébral postérieur. Cette cavité, en forme de kyste, remplie de sérosité, se trouve au niveau de l'étage supérieur du ventricule qu'elle contourne sans communiquer avec lui. Les parois sont formées par les circonvolutions réduites à l'état d'une masse composée de tissu cellulaire lâche, infiltré de sérosité, où on ne trouve plus trace de substance cérébrale. Sur les bords on voit les circonvolutions diminuer peu à peu de volume, changer brusquement de couleur et prendre une teinte rosée, puis disparaître bientôt dans la substance celluleuse qui remplit l'excavation.

Les méninges sont adhérentes à cette trame celluleuse et achèvent ainsi cette sorte de kyste à parois mal délimitées, contenant environ 80 grammes de sérosité. L'étage inférieur du ventricule est intact ; dans l'étage supérieur, le corps strié et la couche optique se montrent avec une atrophie considérable. Sur la face externe de la couche optique atrophiée, font saillie les corps genouillés avec leurs prolongements aux tubercules quadrijumeaux. Le nerf optique correspondant est un peu plus petit que celui du côté opposé.

Le tubercule mamillaire gauche est un peu plus petit que le droit. Les autres parties de l'hémisphère sont bien développées.

Cervelet ?

Isthme. Pédoncule cérébral gauche visiblement atrophié. Pas de différence notable dans le volume des tubercules quadrijumeaux. Protubérance aplatie à gauche. Atrophie de la pyramide gauche.

Moelle. Atrophie descendante.

OBSERVATION XIV

(Turner, obs. IV.)

A.... 16 ans.

Début. Infirme depuis sa naissance.

État mental. Intelligence parfaitement saine.

État de la face. Le côté droit de la face est un peu atrophié.

État des membres. Le membre supérieur droit est atrophié et présente un certain degré de rétraction. Le défaut de symétrie des deux côtés du corps est surtout marqué à l'épaule. Du sommet de l'acromion à la fourchette sternale, on compte à droite 3 centimètres de moins qu'à gauche.

La hanche droite présente une étroitesse et une déviation remarquables, de telle sorte qu'on croirait volontiers à une luxation (il a été impossible de vérifier le diagnostic). Atrophie et raccourcissement du membre inférieur droit. Pied-bot varo-équin.

État du tronc. La moitié droite du thorax est moins large et moins allongée ; il y a une légère inclinaison du tronc de ce côté.

Mort de fièvre typhoïde.

AUTOPSIE.

Crane. Rien d'anormal.

Cerveau. L'hémisphère gauche est plus petit que le droit, et cette différence de volume porte sur son lobe postérieur. Là, les circonvolutions n'existent plus ; elles sont remplacées par un kyste dont la membrane d'enveloppe se confond à l'extérieur avec les méninges. La portion de substance cérébrale qui le circonscrit est une bouillie gélatineuse, de couleur jaunâtre et très-vasculaire. Cette désorganisation de la substance nerveuse s'étend à toute la partie du lobe postérieur qui est située au-dessus de la cavité ancyroïde. En outre, à la face interne du même hémisphère, on voit une excavation analogue à la précédente, et, qui par son extrémité postérieure, se confond avec elle. La circonvolution de l'ourlet et celle qui la double sont détruites et remplacées par du tissu cellulaire infiltré de sérosité. Il y a en ce point affaissement de la voûte de l'hémisphère, et la partie postérieure du ventricule latéral paraît très-élargie.

Le lobe frontal est remarquablement bien développé.

Sur l'hémisphère droit on remarque quelques destructions superficielles sur des points très-isolés des circonvolutions qui occupent la face interne du lobe postérieur.

A l'ouverture des ventricules on voit que les corps striés ont conservé leur aspect normal ; la couche optique gauche est manifestement atrophiée, surtout en arrière et en dehors.

Cervelet. Hémisphères égaux.

Isthme. Le pédoncule cérébral gauche est atrophié.

Atrophie de la pyramide gauche.

OBSERVATION XV

(Cruveilhier, Anatomie pathologique.)

... (Marie-Françoise), 7 ans.

Début. Inconnu.

État mental. Idiotie complète ; ne parle pas ; pousse quelques cris.

État des membres. Membres flasques et retombant comme une masse inerte. Ne peut se tenir debout ni même assise, reste constamment couchée sur le dos ou sur le côté dans un état d'immobilité absolue.

État d'affaiblissement toujours croissant.

Morte de pneumonie.

AUTOPSIE.

Crane. Bien conformé à l'extérieur.

Cerveau. Hémisphère droit présentant le même volume que le gauche, mais transformé dans sa presque totalité en un kyste à parois minces et transparentes sur lesquelles se dessinent comme des lignes sinueuses les traces de circonvolutions. Ce kyste n'occupait pas tout l'hémisphère, il avait respecté les circonvolutions les plus internes, les circonvolutions antérieures et les circonvolutions postérieures. Le kyste ouvert, il s'est échappé une grande quantité de sérosité limpide, dont partie était ramassée dans des espèces de kystes, et partie infiltrée dans un tissu cellulaire extrêmement délié. Ces kystes ou plutôt ces poches celluleuses irrégulières ne communiquaient pas entre elles et ne communiquaient pas non plus avec le ventricule latéral dont les séparait une lame extrêmement ténue. Bien que les parois du kyste eussent la ténuité d'une feuille de papier, il a été possible d'y retrouver les circonvolutions, mais atrophiées, semblables à des lames minces superposées et distinctes au moyen d'un tissu cellulaire extrêmement délié ; il est donc évident que les circonvolutions ont existé, mais qu'elles se sont atrophiées... Au milieu du réseau celluleux infiltré de sérosité qui remplissait le kyste, se voyaient un grand nombre de filaments blancs, extrêment ténus, mais très-denses, facilement reconnaissables pour des filaments nerveux.

Ventricule latéral extrêmement dilaté, corps strié et couche optique atrophiés, très-denses, blancs, comme granuleux, et vraiment méconnaissables pour la forme et pour la texture. Voûte à trois piliers atrophiée. Septum lucidum très-dense, tapissé par la membrane également très-dense des ventricules.

Le nerf optique droit est atrophié en deçà du chiasma, mais, au-delà c'est le gauche.

Hémisphère gauche sain ; cependant le ventricule est très-dilaté.

OBSERVATION XVI

(Cruveilhier, Anatomie pathologique.)

V... (François), âgé de 15 mois.

Début. Inconnu.

État mental. Idiotisme complet.

État de la face. Rien de particulier dans l'état des muscles de la face et des yeux.

État des membres. Flexion des avant-bras à angle droit sur les bras. Les pouces des deux mains sont étendus de toute leur longueur dans la paume de la main et maintenus par les autres doigts fortement fléchis.

Cuisses demi-fléchies sur l'abdomen, jambes sur les cuisses, orteil manifestement incliné vers la région plantaire.

Veut-on étendre les membres, on éprouve une grande résistance et l'on arrache des cris au malade.

État du tronc. Renversement du tronc et de la tête en arrière.

AUTOPSIE.

Crane. Coronal déprimé dans toute son étendue ; cette dépression cesse brusquement à l'articulation des pariétaux.

Méninges. De nombreux filaments celluleux unissent le feuillet arachnoïdien qui revêt la dure-mère au feuillet arachnoïdien qui revêt le cerveau, surtout au niveau des fosses antérieures et moyennes de la base du crâne et de la convexité des lobes antérieurs.

Cerveau. Les lobes antérieurs sont transformés en des kystes à parois excessivement minces, transparentes, contenant une sérosité limpide ; on dirait autant de kystes séreux ou hydatiques. Tous ces kystes communiquaient entre eux, si bien que l'ouverture de l'un d'eux fut suivie de l'évacuation de la totalité du liquide. Les circonvolutions adjacentes sont atrophiées, déformées et indurées. On voit çà et là une coloration brun-jaunâtre, semblable à celle qu'on observe autour des foyers apoplectiques anciens.

Pertes de substance et disparition complète du tissu nerveux.

OBSERVATION XVII.

(Breschet, Mémoire sur quelques vices de conformation par agénésie de l'encéphale et de ses annexes, *Arch. génér. de médecine*, 1831, t. XXV, obs. III.)

X..., 3 ans et demi.

État mental. Idiotie, mutisme, cris et grognements, assoupissement habituel.

État des sens. Pas de surdité, yeux très-sensibles à la lumière, pupilles très-dilatées.

État des membres. Membres pelviens très-faibles ; l'enfant ne peut se tenir debout, les jambes sont contournées. Tout le côté droit du corps paraît plus débile que le côté gauche. Mort de rougeole.

AUTOPSIE.

Crane. La forme et le volume de la tête n'offraient rien de remarquable.

Cerveau. Hémisphère gauche imparfaitement développé; la partie externe de cet hémisphère n'existait point dans toute sa longueur; elle était remplacée par une membrane transparente qui s'opposait à l'écoulement d'un liquide séreux et abondant renfermé dans le ventricule latéral. L'incision de cette membrane permit l'écoulement de ce liquide, et on s'assura qu'elle était constituée par les deux lames de l'arachnoïde. Entre ces deux lames serpentaient beaucoup de vaisseaux capillaires et vers les deux extrémités de l'hémisphère se trouvait un liquide visqueux, d'apparence albumineuse. Un peu plus loin on apercevait la substance cérébrale molle, blanchâtre.

Il n'y avait que la partie externe de l'hémisphère gauche, la couche optique et le corps strié du même côté dont le développement fût imparfait.

Le reste de l'encéphale était régulier.

OBSERVATION XVIII.

(Breschet, obs. XVIII.)

X... reçut à l'âge de 3 ans un coup violent sur la partie postérieure droite du crâne. A 7 ans, les membres commencèrent à se contracturer et à se déformer notablement; l'intelligence était assez bien conservée. (Ni l'âge, ni la cause de la mort ne sont indiqués.)

AUTOPSIE.

Crane. La voûte du crâne, un peu en dehors de la pointe du lobe postérieur droit, offre une fente avec perte de substance de 2 à 3 pouces de hauteur verticale, sur 1 pouce et demi de largeur ou d'écartement. Cette fente n'est fermée que par les téguments et la dure-mère.

Les fosses occipitale et temporale droite sont plus petites que celles du côté opposé.

La grande cavité de l'arachnoïde contient au moins 6 onces de sérosité.

Cerveau. En enlevant le cerveau, on remarque d'abord que la partie postérieure du ventricule latéral droit communique à l'extérieur par la corne postérieure et supérieure; cette ouverture pathologique correspond à la lésion de la voûte et tout autour, des adhérences unissent cette partie du cerveau avec le crâne.... Au voisinage de cette ouverture, dans l'étendue de 10 à 15 lignes, l'arachnoïde et la pie-mère sont confondues avec la substance du cerveau et forment une substance tantôt molle, tantôt résistante, membraniforme, d'une à deux lignes d'épaisseur. En arrière de cette ouverture, toute la pointe du lobe postérieur a notablement diminué de volume; les circonvolutions sont extrêmement petites... leur consistance très-grande. La pointe du lobe postérieur gauche offre dans ses circonvolutions un changement d'état absolument semblable à celui des circonvolutions du lobe postérieur droit, et de plus, à sa convexité elle présente une altération tout à fait semblable aussi à celle des bords de l'ouverture pathologique de ce dernier lobe. Cette altération est transversale, elle a 1 pouce et demi d'étendue en longueur, et 8 lignes en hauteur; elle ne communique pas avec la corne postérieure du ventricule gauche, et n'intéresse que la surface du cerveau.

Considéré en masse, l'hémisphère droit est plus petit; cette différence porte sur le lobe moyen et non sur le lobe antérieur.

Les extrémités sont atrophiées; demi-flexion et fausse ankylose de toutes les articulations.

OBSERVATION XIX.

(Piorry, Journal de physiologie de Magendie, t. IX.)

V..., âgé de 20 ans, naquit, s'il faut en croire ses assertions, avec une hémiplégie du côté gauche, accompagnée de difformité des membres du même côté et principalement de la main. Les membres gauches étaient, pour ainsi dire, atrophiés. On ne remarquait rien de particulier dans ses fonctions intellectuelles. Mort phthisique.

AUTOPSIE.

CRANE. Rien de particulier du côté droit ; à peine une légère dépression.

MÉNINGES. Quantité considérable de sérosité à droite.

CERVEAU. Hémisphère droit atrophié, remplacé par un simple feuillet membraneux. La substance cérébrale de ce côté avait disparu.

Couche optique et corps strié atrophiés, indurés, criant sous le scalpel, uniformément grisâtres à la coupe.

OBSERVATION XX.

(Andral, *Clinique médicale*, obs. I.)

X..., âgé de 28 ans.

DÉBUT. A 3 ans chute sur la tête d'un premier étage dans la rue ; à la suite de cette chute, paralysie du côté gauche.

ÉTAT MENTAL. Cet individu reçut de l'éducation et en profita, il avait bonne mémoire, sa parole était libre et facile, son intelligence était celle du commun des hommes; il n'avait jamais offert le moindre trouble de ce côté.

ÉTAT DES MEMBRES. Hémiplégie gauche, membre supérieur complètement privé de mouvement, n'offrant d'ailleurs aucune trace de contracture. Pied gauche fortement étendu sur la jambe, de telle sorte que cet homme ne marchait à gauche que sur la pointe du pied.

Pthysique. Mort de péritonite suraiguë par perforation.

AUTOPSIE.

Les méninges du côté droit étaient transparentes et fluctuantes dans presque toute leur étendue. On les incisa, et il en jaillit en grande quantité une sérosité claire et limpide comme de l'eau de roche. Entre ces méninges et le ventricule il n'existait pas la moindre trace de substance nerveuse; ces membranes constituaient la paroi supérieure d'une vaste cavité, dont la paroi inférieure était formée par la couche optique, le corps strié et toutes les autres parties situées au niveau de ces deux corps. Il ne restait de la masse nerveuse située au-dessus du ventricule que celle qui, située en avant du corps strié, en forme la paroi antérieure.

OBSERVATION XXI.

(Rostan, Ramollissement du cerveau, obs. L.)

L... (Marie-Anne), âgée de plus de 60 ans.

Début. Convulsions à l'âge de 15 ou 16 mois, à la suite desquelles le bras droit est resté paralysé.

État mental. Probablement intelligence ordinaire, puisqu'il est indiqué que c'est la malade elle-même qui a raconté son histoire.

État des membres. Bras droit atrophié et complétement paralysé. Sensibilité conservée.

Morte d'une affection de poitrine.

AUTOPSIE.

Cerveau. Le lobe postérieur de l'hémisphère gauche n'existait qu'en partie; en dehors et en haut on n'en voyait aucune trace; la membrane qui tapisse le ventricule était dans cet endroit doublée par une membrane accidentelle, transparente, subjacente à la méningine, de sorte que dans une circonférence de deux pouces environ la paroi du ventricule se voyait au-dessous de l'arachnoïde, et autour de cette perte énorme de substance les circonvolutions étaient petites, ridées, minces, comme atrophiées.

Le ventricule contenait une assez grande quantité de sérosité.

Le cervelet et la moelle n'offraient rien de particulier.

Les nerfs du bras atrophié, comparés à ceux du bras sain, furent trouvés plus gros et d'une couleur jaune plus foncée.

OBSERVATION XXII.

(Baud, *Bulletin de la Société anatomique*, 1853, p. 78.)

X..., âgé de 33 ans.

Début. A l'âge de 3 ans, convulsion suivie d'hémiplégie et d'épilepsie.

État mental. Les facultés intellectuelles n'avaient subi aucune altération.

Crane. Sensiblement déprimé du côté gauche.

Cerveau. La voûte de l'hémisphère gauche est atrophiée, de sorte que la paroi externe du ventricule n'est plus représentée que par une membrane nerveuse.

OBSERVATION XXIII.

(De Saint-Germain, *Annales médico-psychologiques*, 1858, p. 613.)

Eugénie B..., 41 ans, épileptique.

Début. Dans la première enfance, coup violent du côté droit de la tête, suivi de convulsions épileptiformes et d'hémiplégie.

État mental. La malade a appris à lire, à écrire, à coudre. Son intelligence bien développée était aussi saine que peut l'être celle d'une épileptique. Sa mémoire était très-exacte, elle aimait beaucoup à lire; elle parlait facilement.

État des sens. Intégrité des sens divers.

État des membres. Atrophie du membre supérieur gauche avec contracture des doigts et paralysie presque complète. Paralysie incomplète du membre inférieur, la malade marche en fauchant.

Morte à la suite d'attaques répétées.

AUTOPSIE.

Crane régulier. Dans la région pariétale droite existe une large perte de substance où aboutit la trace d'une ancienne fracture. Cette perte de substance est comblée en dehors par le péricrâne et en dedans par la dure-mère très-adhérente au pourtour de la perte de substance.

Cerveau. Hémisphère droit atrophié, les circonvolutions du lobe frontal présentent leur volume et leur consistance habituels; les circonvolutions pariétales n'existent plus, elles sont remplacées par une sorte de membrane d'apparence celluleuse qui sépare le ventricule très-dilaté de la cavité de l'arachnoïde. Corps strié et couche optique atrophiés.

Cervelet sain. Pas d'asymétrie non plus que dans la moelle allongée.

OBSERVATION XXIV.

(Turner, Thèse de 1856, obs. I.)

Julie H..., 22 ans.

Début. A 7 ans maladie convulsive grave suivie d'hémiplégie gauche, de cécité et d'épilepsie.

État mental. Intelligence un peu obtuse, mémoire affaiblie.

État des sens. Cécité, les yeux sont fixes, amaurotiques, etc., il n'y a pas de strabisme.

État de la face. La paralysie qui occupe son côté gauche est très-légère. La langue semble un peu déviée à gauche.

État des membres. Le membre supérieur gauche est appliqué sur le côté correspondant du thorax dans un certain degré de rétraction; il présente une atrophie réelle, marquée par de la bouffissure. Toute espèce de saillie musculaire a disparu. L'avant-bras est fléchi sur le bras; la main formant avec l'avant-bras un angle droit est dans la pronation et en même temps inclinée sur son bord cubital. Les doigts sont très-légèrement fléchis, toutes leurs articulations présentent une notable laxité; il y a de la contracture, mais elle est peu intense. Quand on veut redresser la main, les doigts se fléchissent et l'on fait saillir à la partie antérieure du poignet les tendons des fléchisseurs et du cubital antérieur qui soulèvent la peau comme des cordes, etc. Les doigts et la main sont à peu près complétement immobiles: l'articulation du coude offre des mouvements assez étendus, et l'articulation de l'épaule est assez libre.

Sensibilité conservée, semble un peu émoussée à la main.

Le membre inférieur présente une atrophie moins considérable que le membre supérieur. Pied bot-varo-équin très-prononcé. Il est impossible de le redresser complétement. Il y a de la rétraction, les mouvements volontaires y sont très-bornés. L'articulation du genou est libre et l'articulation coxorfémorale a des mouvements aussi étendus que du côté sain, mais à cause de la déformation du pied, la marche est un peu gênée.

Sensibilité conservée.

On observe des tremblements et quelquefois des secousses douloureuses dans le côté paralysé et en particulier dans le membre supérieur. Ces phénomènes prennent ordinairement plus d'intensité quand surviennent les accès d'épilepsie.

État du tronc. La moitié gauche du corps présente aussi une atrophie très-notable, le tronc est constamment incliné du côté paralysé.

Morte de phthisie pulmonaire.

AUTOPSIE.

Crane. Ne présente aucune déformation à l'extérieur; ses parois sont au moins doublées et en certains points triplées d'épaisseur...; dans l'épaisseur de la voûte orbitaire droite, se sont développées de grandes cellules sans doute en communications avec celles des sinus frontaux...; la voûte orbitaire gauche présente le même phénomène, mais à un moindre degré. Fossette antérieure droite très-rétrécie par le boursouflement des os. Fossette moyenne droite un peu diminuée par l'épaississement des os. Fossette postérieure gauche moins profonde que la droite.

Méninges. Sur l'hémisphère droit, dans les points où elle n'adhère pas aux méninges, la dure-mère présente une coloration gris rougeâtre comme s'il y avait eu dans l'arachnoïde un ancien foyer hémorrhagique. Son adhérence à l'arachnoïde et à la pie-mère a lieu sur une assez grande étendue à la partie supérieure et externe de l'hémisphère qui présente en ce point une destruction profonde. A ce niveau les membranes offrent des lésions d'inflammation ancienne, elles sont ternes, épaissies, on y rencontre çà et là quelques plaques osseuses sous la forme de fragments plus ou moins allongés. Ailleurs les méninges sont sans altération notable; seulement l'espace sous-arachnoïdien postérieur rempli par le liquide céphalo-rachidien est manifestement plus étendu à gauche.

Méninges du côté gauche saines.

Cerveau. Hémisphère gauche sain.

Hémisphère droit. Lobe antérieur atrophié dans toutes ses parties; circonvolutions ratatinées. La substance grise et la substance blanche ont subi l'une et l'autre un certain degré d'induration.

Le lobe moyen et la partie voisine du lobe postérieur présentent en haut et en dehors une destruction considérable; les circonvolutions n'existent plus en ce point, elles sont remplacées par une excavation remplie de sérosité infiltrée dans des tractus celluleux qui vont se continuer avec le tissu cellulaire sous-arachnoïdien et les adhérences à la dure-mère présentant en ce point quelques ossifications.

Cette excavation a 7 ou 8 centimètres de longueur et 6 à 7 de largeur; elle s'étend jusqu'au corps calleux qui présente son aspec normal. Les circonvolutions qui peu à peu se changent sur ses bords en tissu celluleux où l'on ne voit plus trace de substance cérébrale sont indurées, ratatinées, bien séparées les unes des autres et baignées par le liquide céphalo-rachidien.

Le ventricule latéral est distendu par 200 grammes de sérosité, mais cette distension n'a pas lieu également sur tous les points de la cavité ventriculaire. L'étage supérieur ne présente pas en avant de dilatation anormale; le corps strié très-peu diminué de volume, est seulement induré.

C'est dans la moitié postérieure de l'étage supérieur des ventricules et l'étage inférieur lui-même que s'est faite l'ampliation, tous les organes qui font saillie dans cette portion dilatée sont atrophiés et indurés. La couche optique est complétement flétrie et déprimée, l'ergot de Morand a disparu. La corne d'Ammon est aplatie, on n'y observe plus que des vestiges du corps bordé et du corps frangé. Le trou de Monro est très-dilaté, et la moitié antérieure de la voûte est atrophiée de ce côté. La cloison transparente est intacte, les commissures des couches optiques sont solides; le troisième et le quatrième ventricule sont médiocrement dilatés. Atrophie du tubercule mamillaire droit correspondant à l'atrophie du pilier droit de la voûte.

Le nerf olfactif est plus petit que le gauche, les nerfs optiques sont réduits l'un et l'autre à un faible cordon de coloration jaunâtre ressemblant un peu à la substance grise décolorée. Ils sont atrophiés dans toute leur étendue jusqu'à leur origine, on ne peut même plus les suivre en arrière des pédoncules cérébraux.

Cervelet. Le lobe gauche est très-notablement atrophié dans toutes ses parties, le pédoncule cérébelleux moyen correspondant ne participe que très-peu à la lésion cérébelleuse.

ISTHME. Pédoncule cérébral droit, très-notablement plus petit que le gauche, paraît plus court, plus étroit et plus grêle. Protubérance n'offrant plus de saillie prononcée à droite. Les tubercules quadrijumeaux paraissent avoir le même volume des deux côtés. Pyramid droite réduite à la moitié de son volume normal.

Pas de différence notable entre les autres prolongements de la moelle au cervelet et au cerveau.

Corps restiformes, pédoncules supérieurs du cervelet égaux à gauche et à droite.

Pas d'atrophie des nerfs moteur oculaire commun, moteur oculaire externe, trijumeau, facial, grand hypoglosse...

MOELLE. Atrophie descendante bien caractérisée et pouvant être suivie assez loin.

OBSERVATION XXV.

(Laborde, *Bull. de la Soc. anatom.*, 1860, p. 422.)

X....., âgé de 45 ans.

DÉBUT. Pendant la première enfance, maladie très-grave (convulsions), à la suite de laquelle le malade est resté infirme.

ÉTAT MENTAL. Le malade répond très-bien aux questions qu'on lui adresse; il exprime parfaitement le motif qui l'amène à l'infirmerie (légère indisposition gastrique), et fournit avec une certaine assurance mnémonique quelques renseignements qui lui sont demandés relativement à ses antécédents. Mais à peine forme-t-on le cercle restreint de quelques souvenirs que se trahit l'obtusité très-notable de son intelligence.... On obtient pour toute réponse un rire qui possède le caractère de l'idiotie. La physionomie est hébêtée. La parole est normale, sauf une espèce de zezayement.

ÉTAT DES SENS. Strabisme gauche convergent. Il voit d'ailleurs très-bien; aucune particularité anormale ne se manifeste dans les phénomènes de la vision.

ÉTAT DE LA FACE. La langue n'est pas déviée.

ÉTAT DES MEMBRES. Hémiplégie droite. Amaigrissement considérable des membres droits, qui sont presque réduits à leur squelette. Membre supérieur fortement rétracté. Le coude et surtout le poignet sont fortement fléchis; la main ramassée sur elle-même, selon le diamètre transversal.

Membre inférieur notablement raccourci. Jambe étendue. Pied équin.

Motilité presque complétement abolie dans les membres droits.

Sensibilité un peu diminuée.

Mort d'accidents cérébraux nouveaux.

AUTOPSIE.

Crane. Aplati latéralement. Front très-avancé.

Méninges. Dure-mère fluctuante au niveau de la partie moyenne du lobe cérébral gauche. En ce point l'incision de la dure-mère découvre un espèce de foyer kystiforme, rempli par un liquide séreux, jaunâtre-citrin, contenu dans de petites cavités cloisonnées par des pseudo-organisations membraneuses, qui s'étendent de la face interne de la dure-mère à l'arachnoïde viscérale. La quantité du liquide est d'environ 250 grammes.

Cerveau. Perte de substance impliquant le tiers moyen du lobe cérébral gauche, séparée du ventricule seulement par les méninges doublées de fausses membranes.

La substance cérébrale conserve son aspect ordinaire. On ne voit aucun débris, aucune disposition qui puisse rappeler un ancien foyer hémorrhagique. Couche optique réduite à un noyau de la grosseur d'une petite noisette. Corps strié moins atrophié, mais brusquement coupé à sa partie postérieure, au niveau de la perte de substance de l'hémisphère. Bandelette optique atrophiée.

Protubérance petite, ainsi que les tubercules quadrijumeaux.

Cette diminution de volume dans toutes les parties encéphaliques se retrouve même dans le lobe droit, qui, pourtant, paraît être complétement sain, à part des traces de congestion méningienne diffuse, et d'un ramollissement général dela substance (1).

(1) N'était-ce pas plutôt de l'induration de l'hémisphère gauche?

OBSERVATION XXVI.

(Cruveilhier, *Anatomie pathologique.*)

A..... (Cécile), 5 ans

Idiote de naissance, n'a jamais pu proférer que des sons inarticulés.

Ses yeux sont divergents, tournés en haut.

Quand la faim ou la soif tourmentent la malade, elle s'agite, se heurte la tête contre le bois de son lit. Lorsque ces deux besoins sont satisfaits, elle applique ses mains au devant de sa bouche, et les maintient ainsi appliquées pendant quelque temps.

Soif presque insatiable. Urines involontaires.

AUTOPSIE.

CRANE. Bien conformé.

MÉNINGES. A peine a-t-on incisé la dure-mère qu'il s'échappe, du côté gauche, une sérosité limpide, dont la quantité peut être évaluée à 8 onces. Cette sérosité, contenue dans la cavité de l'arachnoïde, est plus abondante en arrière qu'en avant.

CERVEAU. N'offre rien de particulier à sa surface convexe, mais à sa base il offre une perforation oblongue de dedans en dehors, et d'avant en arrière (située à la face inférieure du lobe sphéroïdal gauche), et qui établit une large communication entre la cavité de l'arachnoïde et le ventricule. L'arachnoïde s'épaissit et cesse complétement au niveau de cette ouverture; la pie-mère elle-même, qui paraît s'enfoncer dans l'hiatus, cesse brusquement; il n'existe pas de scissure de Sylvius; sa place est à peine marquée; ce défaut de scissure de Sylvius est lié à l'absence du lobe moyen ou sphénoïdal.

Couche optique gauche atrophiée.

CERVELET. Le lobe gauche n'est pas moitié du lobe droit. La disposition des lamelles cérébelleuses diffère d'ailleurs beaucoup de l'état sain.

OBSERVATION XXVII.

(Cruveilhier, *Anatomie pathologique.*)

V..... (Alexandrine-Virginie), 15 ans.

DÉBUT. Idiote de naissance.

ÉTAT MENTAL. Idiotie portée à un haut degré. Ne pouvait s'habiller, ni manger, ni marcher bien qu'elle jouît de tous ses mouvements; restait des journées entières accroupie, inclinant alternativement sa tête à droite et à gauche. Quand on la menaçait, comme pour la frapper, elle poussait des cris affreux. Quand elle était pressée par la faim, elle l'exprimait à l'aide de *quelques mots bien nettement articulés.*

ÉTAT DES SENS. L'olfaction paraissait nulle; les autres sens ne présentaient rien de particulier.

AUTOPSIE.

CRANE. Bien conformé.

MÉNINGES. La cavité de l'arachnoïde contient une grande quantité de sérosité, qui occupe la place des parties du cerveau atrophiées.

CERVEAU. Les lobes antérieurs manquent complétement (1). A part l'absence du lobe antérieur, l'hémisphère gauche remplit complétement la partie correspondante du crâne. L'hémisphère droit ne présente guère que la moitié du volume de l'hémisphère gauche; sa partie postérieure est très-imparfaitement développée; une large perte de substance établit une communication entre le ventricule latéral de ce côté et l'arachnoïde.

CERVELET, BULBE ET PROTUBÉRANCE. Normaux.

(1) La planche jointe à cette observation montre que le tiers postérieur des lobes frontaux existait encore, particulièrement à gauche. En effet, on y retrouve clairement dessinés le sillon de Rolando, la circonvolution marginale antérieure et l'origine des circonvolutions frontales.

OBSERVATION XXVIII.

(Beau, *Bull. de la soc. anatom.*, 1833, p. 183.)

G.... (Marie-Rose), 32 ans.

Début. A 3 ans, fièvre cérébrale avec convulsions violentes, a la suite de laquelle elle est restée *épileptique* et hémiplégique du côte droit.

État mental. Cette fille, qui est depuis cinq ans à la Salpêtrière, est remarquable par son air doux, tranquille; elle ne se plaint jamais, parle peu, mais répond juste à toutes les questions; elle a appris facilement à lire, et la gaieté, assez rare chez elle, s'exprime par un sourire qui donne à sa physionomie un air très-agréable.

État des sens. Tous les sens sont intacts.

État des membres. Les membres droits ont perdu l'usage de presque tous leurs mouvements; ils sont moins volumineux que ceux du côté gauche. L'avant-bras est en demi-pronation; le poignet fléchi et appuyé contre la poitrine. La malade marche en fauchant.

Sensibilité intacte dans les membres paralysés.

Morte d'affection du cœur et de péritonite tuberculeuse.

AUTOPSIE.

Crane. Développement asymétrique. La surface du pariétal gauche est d'un point moindre que celle du droit.... La base est symétrique.

Épaississement de la voûte du côté droit.

Cerveau. Hémisphère gauche beaucoup moins épais, moins étendu que le droit; diminution de tous ses diamètres. Au milieu de sa face externe existe une dépression profonde, à bords taillés à pic, remplie de liquide infiltré dans le tissu de la pie-mère. Le lobe antérieur seul est assez distinct, quoique cependant beaucoup plus petit que celui du côté opposé; le moyen est réduit à une saillie et à une épaisseur de 3 à 4 lignes, le postérieur manque entièrement. Les circonvolutions, situées en arrière de la dépression mentionnée plus haut, sont petites, dures et ratatinées.

Corps strié et couche optique gauche atrophiés. Corne d'Ammon bien développée; nerf olfactif normal. Artère sylvienne très-petite, se terminant brusquement dans les cellulosités qui remplissent la scissure de Sylvius.

Sclérose.

OBSERVATION XXIX.

C... (Adèle-Félicité), âgée de 58 ans, admise à la Salpêtrière depuis 1828, entre à l'infirmerie le 28 avril 1865, service de M. le Dr Charcot.

Début. Elle donne les renseignements suivants, qu'elle dit tenir de sa mère et des personnes qui l'ont élevée : A l'âge de 18 mois, elle aurait eu à trois reprises des convulsions à la suite desquelles elle serait devenue hémiplégique à droite ; elle n'aurait jamais eu de convulsions depuis. A l'âge de 18 mois, à l'époque où elle a été prise de convulsions, elle commençait à marcher; elle n'a pu recommencer à marcher qu'à l'âge de 3 ans.

Etat mental. D'après les renseignements fournis par la surveillante de son dortoir qui la connaît depuis son entrée à la Salpêtrière, elle avait alors 21 ans, — son intelligence était faible, elle était incapable de s'occuper de ses affaires, elle pouvait lire passablement et savait signer son nom. Elle a toujours parlé sans difficulté.

On l'employait à des travaux de grosse couture et elle se montrait docile et très-attachée aux personnes qui prenaient soin d'elle.

Sa santé a toujours été bonne, sauf quelques attaques d'hystérie, vers l'âge de 25 à 30 ans; la menstruation aurait été assez régulière. Ménopause à 45 ans.

Depuis un an environ, la malade est sujette à des vomissements fréquents et se plaint de vives douleurs au niveau de l'épigastre.

Actuellement la malade est très-affaiblie, très-cachectique.

Son intelligence ne paraît pas avoir subi de nouvelle atteinte, elle peut lire, signe son nom et parle sans difficulté.

Etat des sens. Les sens paraissent intacts. La vue est égale des deux yeux, les pupilles sont égales.

Etat de la face. Pas d'hémiplégie faciale, la langue n'est pas déviée.

Etat des membres. Le membre supérieur droit est amaigri, atrophié, contracturé ; l'avant-bras en pronation est à demi-fléchi sur le bras, la main fléchie sur l'avant-bras et inclinée vers le bord cubital (main bot cubito-palmaire), les doigts sont fléchis dans la paume de la main, surtout l'annulaire et le petit doigt, l'index est demi-fléchi, la pouce étendu.

On peut sans grand effort ramener le membre à peu près dans l'extension, mais dès qu'on l'abandonne il reprend sa position habituelle. La malade peut exécuter quelques mouvements de l'épaule et du coude; le poignet est absolument paralysé, les doigts ne peuvent exécuter que quelques petits mouvements extrêmement bornés.

Dans le membre inférieur droit, l'atrophie est moins considérable et il n'existe d'autre déformation qu'un pied bot varo-équin. La malade marche avec un bâton.

La sensibilité du côté droit est intacte et on n'observe pas de différence bien notable de température entre le côté sain et le côté paralysé.

La malade succombe le 17 mai 1865, après avoir présenté des symptômes d'une péritonite aiguë.

AUTOPSIE

Cancer de l'estomac, abcès circonvoisins, péritonite purulente, etc.

Le cœur, le foie, la rate, les reins, ne présentent rien de particulier.

Crane. Pas de déformation extérieure; du côté gauche ses parois sont épaissies, elles sont doublées et triplées en quelques points. Le sinus frontal s'étend à gauche et communique avec une vaste cavité située dans la voûte orbitaire qui est dédoublée en deux lames osseuses minces.

La fossette moyenne gauche est plus petite que la droite, et la fossette cérébelleuse droite est plus petite que la gauche.

Cerveau. La dure-mère étant incisée, il s'écoule du côté gauche une assez grande quantité de sérosité. L'hémisphère gauche est très-petit, ratatiné, mesurant en longueur et en largeur les deux tiers à peine des dimensions correspondantes de l'hémisphère droit. Les circonvolutions sont pressées les unes contre les autres, dures, de coloration blanchâtre.

Sur la face externe du lobe moyen, en arrière de la circonvolution marginale postérieure et sur le prolongement de la scissure de Sylvius, existe une dépression profonde, dirigée en haut et en arrière, longue de 3 à 4 centimètres. Au fond de cette dépression les circonvolutions sont réduites à de petites crêtes dures et de coloration jaunâtre.

Le ventricule est considérablement dilaté, le corps strié ne paraît pas notablement diminué de volume, mais la couche optique offre à peine le quart du volume de la couche optique du côté gauche. Atrophie considérable du pilier gauche de la voûte, du tubercule mamillaire.

Les nerfs olfactif et optique du côté gauche paraissent normaux, les tubercules quadrijumeaux ne sont pas atrophiés.

Hémisphère droit sain.

Cervelet. Atrophie de l'hémisphère droit et du pédoncule cérébelleux moyen correspondant.

Isthme. Protubérance asymétrique, pédoncule cérébral gauche atrophié. Atrophie très-peu marquée de la pyramide gauche.

Moelle. La moelle examinée à l'œil nu ne présente pas d'atrophie appréciable.

Examinées au microscope, les circonvolutions indurées de l'hémisphère gauche présentent une énorme quantité de corps amyloïdes et des noyaux de tissu conjonctif. On y retrouve encore des cellules et quelques tubes nerveux.

Système nerveux périphérique. Les nerfs du plexus brachial sont atrophiés. Le diamètre du nerf médian droit est plus petit de 1 millimètre environ que celui du côté opposé.

Pas d'atrophie notable du sciatique droit.

Les ganglions du grand sympathique droit dans la région dorsale ont subi une atrophie considérable, ils sont aplatis, minces, demi-transparents et offrent à peine le quart du volume des ganglions correspondants du côté gauche. Pas d'atrophie notable des ganglions cervicaux.

Squelette. Les os du membre supérieur droit sont plus courts que du côté opposé, cette atrophie peu sensible à la racine du membre est plus marquée vers son extrémité ; ainsi le raccourcissement à peu près nul dans la clavicule est de près de 1 centimètre pour l'humérus, de 1 centimètre 1/2 pour le cubitus, de 1 centimètre pour la main.

Le thorax est régulier et symétrique, le bassin n'offre qu'une légère obliquité en bas et à droite. Le membre inférieur droit est raccourci d'environ 2 centimètres.

Les *muscles* du bras et de l'avant-bras sont jaunâtres, ils ont subi une dégénérescence graisseuse très-avancée.

OBSERVATION XXX.

(due à M. le docteur Lancereaux).

R..., âgé de 38 ans, fumiste, entré le 28 juillet 1861, à l'hôpital de la Pitié, salle Saint-Athanase.

Cet homme habite Paris depuis peu de temps, il demeurait auparavant à la campagne. Il est souffrant depuis longtemps et épileptique. On ne peut avoir d'autres renseignements sur ses antécédents.

Actuellement il est atteint de polydipsie ; il est maigre, sans force; il se lève cependant, et marche à peu près comme les autres malades.

ÉTAT MENTAL. L'intelligence et la parole ne présentent rien de particulier. La vue est intacte.

Pendant son séjour à la Pitié, il fut pris de pneumonie et succomba le 29 août 1861.

AUTOPSIE

Pas de déformation du crâne, liquide céphalo-rachidien abondant à gauche.

CERVEAU. — On constate à première vue une diminution considérable du volume de l'hémisphère gauche. Cette diminution porte sur toute l'étendue de l'hémisphère, mais elle est plus marquée dans la corne sphénoïdale qui est plus ferme et plus indurée. Tous les diamètres de l'hémisphère sont diminués, mais surtout le transversal. Les circonvolutions participent à l'atrophie de l'hémisphère, elles sont petites, flétries, et même décolorées au niveau de la corne sphénoïdale.

Le corps strié et la couche optique paraissent notablement diminués de volume.

Les ventricules n'offrent rien de particulier.

Les nerfs olfactif et optique sont sains.

L'hémisphère droit est sain.

Poids de l'hémisphère gauche....... 455 grammes
— — droit......... 605 —

CERVELET. L'hémisphère droit du cervelet est un peu plus petit que le gauche, il ne pèse que 74 grammes, tandis que le gauche pèse 77 grammes.

Isthme. Les pyramides sont à peu près égales, peut-être y a-t-il une légère atrophie de la gauche. Pas d'atrophie notable de la moelle.

Le sinus longitudinal est obturé dans sa moitié antérieure par un caillot fibrineux adhérent, décoloré en arrière, noir dans sa portion antérieure ; deux veines volumineuses qui se jettent dans le sinus sont remplies de sang coagulé, et forment des cordons noirs et résistants. Le sinus latéral gauche est obturé dans toute son étendue par un caillot ancien décoloré.

Poumons. Dans les deux poumons vers la partie postérieure hépatisation rouge, et par places hépatisation grise. Dans le lobe moyen du poumon droit, coloration gris noirâtre, le tissu pulmonaire est transformé en un détritus comme gangréneux, sur quelques points existent des noyaux hémorrhagiques.

Foie. Volumineux, mou et gros.

Rate. Peu altérée.

Reins. Sains.

Cœur. Flasque, mou, tissu jaunâtre, légère dilatation.

Examen microscopique. — Le tissu induré de la corne sphénoïdale est constitué par une trame de fibres extrêmement fines entrecroisées en tous sens, pâles et transparentes; on y rencontre quelques noyaux embryoplastiques, elliptiques et granuleux, et une matière amorphe et granuleuse en quelques points. Cette trame de tissu conjonctif se rencontre également dans la substance grise et dans la substance blanche.

Les cellules nerveuses sont petites, granuleuses, déformées, évidemment atrophiées.

M. Lancereaux ajoute à cette intéressante observation, qu'on pourrait se demander si la thrombose des sinus et en particulier du sinus latéral n'a pas contribué à produire l'atrophie de l'hémisphère, mais que cela n'est pas probable, parce que l'altération cérébrale paraît remonter à une époque très-éloignée et bien antérieure à la thrombose du sinus.

OBSERVATION XXXI.

(Andral, Clinique, obs. III.)

X..., âgé de 47 ans.

Début. Hémiplégie depuis l'enfance.

État mental. Intelligence un peu faible, cependant il possédait bien toute sa raison, et il pouvait se livrer à une conversation suivie. Il exerçait la profession de marchand.

État des membres. Paralysie et atrophie avec raccourcissement des membres gauches. Pas trace de contracture.

Sensibilité conservée.

AUTOPSIE.

Crane. Notablement déprimé à droite. Parois plus épaisses de ce côté, diamètres internes moins étendus qu'à gauche.

Méninges. Rien à noter.

Cerveau. Hémisphère droit, notablement plus petit que le gauche. Cette petitesse plus grande dépend surtout de l'espèce de ratatinement qu'a subi le lobe moyen, dont le tissu est en même temps d'une densité remarquable.

La couche optique et le corps strié du côté droit sont aussi beaucoup plus petits que les mêmes ganglions du côté opposé. Ventricule latéral droit dilaté.

Aucune autre lésion des centres nerveux.

OBSERVATION XXXII.

(Guéneau de Mussy, *Archiv. gén. de méd.*, 1830, t. XXII. — Cruveilhier, *Anatomie pathologique.*)

A... (Alexandre-Sylvain), 42 ans.

Début. Hémiplégie droite dès la première enfance.

État mental. D'après les renseignements recueillis à La Chapelle, près Paris, où il demeurait, il avait une intelligence ordinaire. A la manière dont il répond aux questions qui lui sont faites, et dont lui-même exprime ses désirs, ses facultés intellectuelles paraissent entières.

État des sens. Il jouit de l'usage de tous ses sens.

État des membres. Hémiplégie droite incomplète. Membres paralysés, amaigris, atrophiés. Les secondes phalanges des doigts sont renversées sur les premières. Mort de maladie du cœur.

AUTOPSIE.

Crane. Épaisseur au moins doublée à gauche.

Méninges. La dure-mère étant incisée, l'arachnoïde paraît saine, la pie-mère est infiltrée.

Cerveau. Circonvolutions de l'hémisphère gauche amincies, aplaties, plus consistantes et plus blanches que dans l'état naturel, laissant entre elles des anfractuosités larges et profondes qui sont remplies par la pie-mère infiltrée. Une fluctuation manifeste au moindre attouchement dénote la présence d'une grande quantité de liquide dans le ventricule correspondant. En effet, le cerveau ayant été retiré de sa boîte osseuse, il s'est écoulé en peu d'instants une assez grande quantité de sérosité limpide, et l'hémisphère gauche s'est réduit à moins du tiers du volume de l'hémisphère droit.

Corps strié et couche optique gauche atrophiés. Pédoncule gauche atrophié.

Cervelet. Atrophie de l'hémisphère droit.

OBSERVATION XXXIII.

(Cazauvielh, obs III.)

Femme D..., 42 ans.

Début. Hémiplégie gauche datant probablement de la première enfance.

État mental. Facultés intellectuelles obtuses.

État de la face. Bouche déviée à droite.

État des membres. Bras gauche imparfaitement développé, main fortement fléchie sur l'avant-bras, mouvements très-bornés.

Membre inférieur gauche atrophié, mais moins que le membre supérieur, les mouvements y sont moins gênés. La sensibilité est moins altérée que les mouvements.

Morte de péritonite chronique.

AUTOPSIE.

Crane. Peu développé antérieurement, plus épais et moins large dans sa moitié droite qu'à gauche.

Fossette cérébelleuse droite plus spacieuse que l'autre.

Méninges. Non infiltrées de sérosité, se détachant facilement.

Cerveau. Hémisphère droit plus petit que le gauche dans tous ses diamètres, et généralement d'une consistance plus ferme. Cette atrophie et cette induration sont à leur maximum dans le lobe temporal qui est petit, ratatiné et d'une consistance extrême.

Corps strié et couche optique petits, ratatinés et déformés. Ventricule latéral droit dilaté.

Cervelet. Hémisphère gauche beaucoup plus petit que le droit.

Les *nerfs* des membres paralysés paraissent plus gros et plus jaunes que ceux des membres sains.

OBSERVATION XXXIV.

(Saint-Yves, *Bull. de la Soc. anatom.*, 1834, p. 177.)

Cl... (Marguerite), 30 ans.

Début. Sa mère, trois mois avant d'accoucher, fut très-effrayée pa un accident et ressentit pendant plusieurs jours des douleurs assez vives dans l'abdomen. Peu de temps après sa naissance, la malade fut prise de convulsions épileptiformes très-violentes qui se renouvelèrent tous les jours; à l'âge de 3 ou 4 ans seulement, on aperçut une plus grande faiblesse des membres gauches avec roideur de l'avant-bras.

Elle resta *épileptique*, les attaques survenaient surtout à l'époque des règles.

État mental. A l'époque de son admission à la Salpêtrière et pendant les premières années de son séjour (elle avait 15 ans), son intelligence était assez développée, sa mémoire très-exacte, elle avait parfaitement conscience de son état, désirait ardemment se délivrer de son mal. Elle était douce, très-reconnaissante, pieuse, très-rangée, mais colère et entêtée. Sous l'influence des attaques qui devinrent de plus en plus fréquentes et furent suivies de délire et de fureur, l'in telligence s'affaiblit progressivement et la malade tomba dans l'état de démence le plus complet.

État des membres. Atrophie très-appréciable des membres gauches. Marche en fauchant.

AUTOPSIE.

Crane. Asymétrique. Le côté gauche de la voûte est plus bombé que le droit.

Méninges. Dure-mère épaisse, ne présentant d'ailleurs rien de particulier. Tissu cellulaire sous-arachnoïdien gorgé de sérosité, surtout à droite. Les méninges se séparent facilement de la substance cérébrale.

Cerveau. Hémisphère droit beaucoup plus petit que le gauche. Circonvolutions très-petites ; à la partie moyenne de l'hémisphère, teinte brunâtre avec affaissement des circonvolutions et ramollissement de leur superficie sans limite bien tranchée et sans kyste appréciable.

Ventricule énormément distendu; minceur de ses parois qui ont à peine 1 ligne à 1 ligne et demie à la partie postérieure et externe.

Tout le lobe frontal est extrêmement dense et comparable sous ce rapport à de la gomme élastique.

Corps strié et couche optique comme effacés.

Cervelet. Le lobe gauche est atrophié, sa densité est comparable à celle du lobe frontal droit.

OBSERVATION XXXV.

(Pinel fils, *Recherches sur l'endurcissement du système nerveux ; Journal de physiologie de Magendie*, 1822, p. 191.)

B..., 18 ans.

Idiote de naissance, épileptique; a beaucoup de peine à articuler les mots *oui* et *non* qui sont ses seules réponses.

Hémiplégie gauche. La malade ne peut se servir de son bras gauche dont la main est fortement pliée sur l'avant-bras et ne peut être étendue.

Elle marche difficilement en traînant la jambe gauche.

Maigreur remarquable des membres paralysés.

Morte à la suite d'attaques épileptiques presque continuelles.

AUTOPSIE.

CRANE. Epais, éburné.

MÉNINGES. Blanches et saines.

CERVEAU. Lobe droit beaucoup moins volumineux que le gauche, circonvolutions serrées, très-petites, surtout vers les régions frontale et occipitale. La substance corticale paraît plus abondante, ses couches plus épaisses qu'à l'ordinaire.

Ventricule latéral très-petit et sec à l'intérieur. La substance du cerveau dans tout ce lobe droit, notamment au-dessous du ventricule, présente une dureté remarquable, elle ne se déchire que difficilement sous les doigts par bandes longitudinales et convergentes vers le corps strié.

OBSERVATION XXXVI.

(Pinel, ouv. cité.)

D... (Louise), 37 ans.

Dès sa plus tendre enfance a vécu dans un état voisin de la stupidité. On était obligé de la lever et de la faire manger. Elle articule des sons insignifiants et ne paraît pas comprendre les questions les plus simples.

Le bras et la jambe gauche sont contractés et paralysés.

AUTOPSIE.

CRANE épais et éburné.

CERVEAU. Le lobe droit, beaucoup moins volumineux que le gauche, présente au-dessous du ventricule un endurcissement très-remarquable et très-sensible de la matière médullaire. Cet endurcissement est circonscrit et ne dépasse pas le ventricule.

La substance cérébrale se déchire par fibres longitudinales.

Le lobe gauche paraît sain.

OBSERVATION XXXVII.

(R. Boyd., *Medico-chir. Trans.*)

H... R..., âgée de 24 ans.

DÉBUT. Treize ans auparavant (l'âge de 11 ans), ayant été renversée par une voiture, elle avait reçu un coup très-violent à la tête. Depuis cette époque elle n'avait pu se livrer à aucun travail.

AUTOPSIE.

CRANE. Volume de la tête normal. Crâne anormalement épais.

MÉNINGES. Dure-mère flaccide, fluide gélatineux dans la pie-mère.

CERVEAU. Très-altéré ; atrophié, substance cérébrale dure. Chaque hémisphère pesait seulement 13 onces et l'encéphale 31. Ventricules dilatés et remplis de sérosité limpide.

OBSERVATION XXXVIII.

(Boyd., *Médic. chir. Trans.*)

Un homme exerçant le métier de comptable et possédant une intelligence au-dessus de l'ordinaire était hémiplégique à droite, les membres étaient contracturés.

AUTOPSIE.

CERVEAU. Les circonvolutions manquaient à gauche et étaient remplacées par une membrane celluleuse remplie d'un liquide transparent. La substance médullaire était remarquablement dure.

Cas douteux quant à la nature de la lesion primitive.

OBSERVATION XXXIX.

(Schrœder Van der Kolk, in *The New Sydenham Society*, 1861, vol. XI, p. 133.)

Engeltje (N...), 27 ans.

DÉBUT. Hémiplegie droite depuis la première enfance.

ÉTAT MENTAL. Dans les premières années l'imbécillité n'était pas extrêmement marquée ; la malade apprit à parler, à exprimer ses désirs et manifester quelques sentiments humains. Par degrés, elle devint stupide, violente dans ses désirs, etc. Dans les derniers temps de sa vie, la malade était indifférente à tout, sauf à la satisfaction de ses besoins corporels ; elle faisait connaître ses désirs à cet égard au moyen de mots baragouinés. Son langage était très-imparfait, elle parlait d'ailleurs rarement et exprimait le plus souvent ses sensations par des gestes et des cris inarticulés. Elle était gâteuse.

État des sens. La vue, autant qu'on en pouvait juger, était égale des deux yeux. Pas de strabisme.

État de la face. Quoique la motilité n'y fût pas complétement abolie, le côté droit de la face était pendant et flasque.

État des membres. Paralysie et atrophie de tout le côté droit du corps, surtout du membre supérieur. Le membre inférieur avait conservé quelques mouvements, cependant la malade gardait le lit habituellement. La sensibilité était conservée dans le côté paralysé.

AUTOPSIE.

Crane. A l'extérieur les deux côtés du crâne ne présentent que peu de différence, mais l'épaisseur des parois est beaucoup plus considérable du côté gauche. Les fossettes antérieures et moyennes gauches sont diminuées, les impressions digitales y sont effacées, etc. ; la fossette cérébelleuse droite est plus petite que la gauche. Les os de la face présentent une asymétrie manifeste.

Méninges. Saines du côté droit. A gauche l'arachnoïde est considérablement épaissie dans toute l'étendue de l'hémisphère ; entre cette membrane et la pie-mère existe une grande quantité de liquide. La pie-mère est lâchement unie à la substance cérébrale et paraît par place en être séparée par de la sérosité épanchée.

Cerveau. Hémisphère droit sans altération appréciable. L'hémisphère gauche est beaucoup plus petit, sa longueur est de 27 millimètres moindre que celle du droit. Il est mou, fluctuant comme une vessie, à cause du fluide contenu dans les ventricules ; la substance grise est pâle et jaunâtre, les circonvolutions amincies. Le lobe inférieur est particulièrement atrophié, ses parois sont très-amincies, les circonvolutions ont à peu près disparu.

Ventricule gauche extrêmement dilaté, ses parois, surtout au niveau de la corne postérieure, sont très-molles, amincies et presque détruites (1). Le corps strié gauche est un peu moins long que le droit,

(1) Peut-être, dit l'auteur, à cause de la pression exercée par le liquide contenu dans la corne.

mais un peu plus large, son bord externe est inégal et ondulé. Le corps strié tout entier est recourbé autour de la couche optique atrophiée. La différence entre les couches optiques est surtout remarquable, la couche optique gauche a en longueur 7 millimètres de moins que la droite.

La bandelette qui sépare le corps strié de la couche optique paraît volumineuse et épaissie, par suite de l'épaississement de la pie-mère qui la recouvre et des nombreux rameaux fournis par le vaisseau qui l'accompagne, rameaux qui forment sur le corps strié une vascularisation qui paraît être la trace d'une ancienne inflammation. La commissure molle des couches optiques paraît détruite; le tubercule quadrijumeau antérieur gauche est plus petit que le droit.

La grande commissure et la voûte sont très-molles, surtout à gauche. Tubercule mamillaire gauche atrophié.

Cervelet. Hémisphère droit atrophié.

Isthme. Pédoncule gauche atrophié. Protubérance aplatie à gauche. Pyramide gauche atrophiée.

Moelle. Atrophiée du côté droit.

Nerfs. Peu de différence entre les nerfs crâniens des deux côtés; seulement le nerf optique gauche paraît un peu plus mince que le droit, et le nerf olfactif est plus court et légèrement aminci.

Les racines et surtout les ganglions des nerfs rachidiens du côté droit, au niveau du plexus brachial, surtout ceux des cinquième, sixième et septième paires cervicales sont considérablement diminués de volume. Les troncs nerveux au voisinage du ganglion sont également atrophiés, mais dans le reste de leur trajet ils paraissent au contraire plus volumineux que du côté sain.

Tronc et membres. L'atrophie est surtout marquée dans le membre supérieur droit, et surtout vers sa racine; la clavicule, le scapulum et l'humérus sont atrophiés dans leur longueur et leur épaisseur.

L'atrophie est beaucoup moindre dans les os de l'avant-bras, et la longueur des deux mains est identique.

Le membre supérieur en totalité est raccourci de 44 millimètres.

Le membre inférieur est atrophié, mais à un moindre degré, il est raccourci seulement de 33 millimètres. Il y a une différence sensible entre les deux côtés du tronc, les côtes droites sont atrophiées, surtout les supérieures. Le bassin est asymétrique.

OBSERVATION XL.

(Cazauvielh, *Archives gén. de méd.*, t. XIV, obs. I.)

(Marie M...), 59 ans.

Début. Inconnu.

État mental. Les altérations des facultés intellectuelles étaien moins prononcées que celles des mouvements (*sic*). Cette femme parlait peu, ses réponses sont fort courtes, elle était affectée de blésité.

État des sens. Les sens du côté paralytique, surtout ceux du toucher et de la vue, étaient très-faibles.

État de la face. La bouche peu déviée dans l'état de repos de ses muscles, l'était beaucoup pendant leur action.

État des membres. Membre supérieur gauche beaucoup moins volumineux mais presque aussi long que le droit habituellement fléchi et rapproché du corps. Mouvements extrêmement difficiles et pénibles. Lorsque cette femme voulait mouvoir son bras gauche, les muscles fléchisseurs se tendaient comme des cordes, les doigts s'écartaient les uns des autres; ce membre était agité de mouvements convulsifs.

Membre inférieur gauche moins long, mais presque aussi volumineux que le droit. Locomotion très-gênée; faiblesse du membre gauche et claudication.

Morte de pneumonie.

AUTOPSIE.

Crane. Généralement épais, aplati dans la portion correspondant à l'hémisphère droit du cerveau.

Méninges et vaisseaux encéphaliques normaux.

Cerveau. Hémisphère droit atrophié. Circonvolutions moins développées qu'à gauche. Corps strié un peu déprimé à sa partie moyenne, couche optique moins longue que la gauche de 3 lignes. C'est aux dépens de la substance grise, comme dans le corps strié, qu'a lieu cette perte de substance.

OBSERVATION XLI.

(Cazauvielh, obs. II.)

Femme G..., 51 ans.

Début. Hémiplégie droite congénitale.

État mental. Les facultés intellectuelle n'ont pas acquis leur développement normal.

État des sens. Sensibilité obtuse dans le côté paralysé.

État de la face. Le côté droit de la face est moins développé que le côté gauche.

État des membres. Membres droits atrophiés, contracture du membre thoracique.

État du tronc. Imparfaitement développé à droite.

Morte de pneunomie.

AUTOPSIE.

Cerveau. Hémisphère gauche moins développé dans toute son étendue que le droit, il a en longueur 3 lignes de moins et en largeur 2 lignes de moins que le droit. Circonvolutions moins développées, couche de substance grise moins épaisse.

Les ventricules, les couches optiques, les corps striés, les cornes d'Ammon, n'offrent aucunes différences appréciables.

Isthme, cervelet et moelle régulier, dans leur conformation.

Nerfs des membres paralysés égaux en volume à ceux des membres sains.

OBSERVATION XLII.

(Bell, *Archives gén. de méd.*, 1831, t. XXVI.)

(Marie L...), 61 ans.

Début. Épileptique depuis la naissance. Vers l'âge de 5 ou 6 ans, maladie longue et très-grave, suivie d'hémiplégie gauche. Le bras se rétracta, la jambe resta légèrement fléchie.

État mental. Femme très-intelligente.

État des sens. Normal.

État des membres. Membre supérieur gauche rétracté, mais non atrophié. Avant-bras fléchi sur le bras et immobile. Main fléchie sur l'avant-bras et immobile. Doigts fléchis sur le métacarpe, phalanges étendues.

L'articulation scapulo-humérale a conservé des mouvements assez étendus. Mouvements assez limités des doigts.

Sensibilité peut-être un peu diminuée à la main.

Genou demi-fléchi, pied étendu. La malade marche sur la pointe du pied.

Morte de pleuro-pneumonie.

AUTOPSIE.

Crane. Régulièrement conformé à l'extérieur. Épaisseur double à droite dans la région frontale, asymétrie de la base du crâne. L'apophyse crista galli, le trou occipital, la bosse occipitale interne, sont déjetés à droite. Le diamètre latéral de la partie droite est d'un tiers moins grand que celui de la partie gauche.

Méninges. Large ossification de la dure-mère enfermant l'hémisphère droit dans une seconde calotte osseuse presque complète.

L'arachnoïde et la pie-mère paraissent injectées et très-épaissies.

Lobe droit du cerveau près de moitié plus petit que le gauche. Circonvolution excessivement petite.

Ventricule latéral très-dilaté. Couche optique atrophiée. Corps strié en bon état dans son tiers antérieur, rugueux et sillonné dans sa partie postérieure. Les autres parties du ventricule ont également perdu de leur volume, l'épaisseur de la substance cérébrale est à peine de quelques lignes dans la plus grande partie de son étendue, surtout en dedans et en haut.

Hémisphère gauche sain et bien développé.

Cervelet. Lobe gauche atrophié.

Isthme. Mésocéphale petit d'avant en arrière et paraissant tronqué en avant.

Pyramide gauche un peu atrophiée.

Moelle. Pas d'asymétrie appréciable.

CHAPITRE III.

ANATOMIE PATHOLOGIQUE.

LÉSIONS DES CENTRES NERVEUX.

Nous avons à étudier, dans l'encéphale et dans la moelle, des lésions primitives et des lésions secondaires.

Par lésions primitives nous voulons désigner, non pas le premier stade du processus morbide, mais simplement les altérations de la partie du cerveau qui a été primitivement affectée. Sous le nom de lésions secondaires, nous décrirons les altérations qui se produisent secondairement dans divers points de l'encéphale que la maladie primitive n'a point atteints.

Lésions primitives.

La lésion primitive est quelquefois assez étendue pour produire à elle seule, par suite de la résorption du tissu primitivement altéré, une atrophie considérable occupant la plus grande partie d'un hémisphère. C'est ce qui arrive quand, par exemple, à un vaste ramollissement succèdent d'énormes plaques jaunes qui sillonnent l'hémisphère en tous sens, les circonvolutions sont ratatinées ou détruites, et le volume de 'hémisphère peut se trouver singulièrement réduit.

Dans d'autres cas, l'atrophie se produit d'une manière moins immédiate; la lésion primitive est beaucoup moins étendue : c'est une petite plaque jaune, un petit kyste du corps strié; mais ces lésions, en apparence minimes, ont été le point de départ d'un travail pathologique diffus, s'irradiant plus ou moins loin, quelquefois dans tout l'hémisphère, et se terminant par l'atrophie des parties qu'il a envahies.

Pour le moment, nous ne traiterons que de l'altération primitive; quand nous étudierons la sclérose et les altérations secondaires, nous aurons à parler de ces atrophies cérébrales qu'on pourrait appeler secondaires ou indirectes.

§ Ier. — *Des plaques jaunes.*

Cette altération se montre, comme on sait, sous forme de plaques irrégulières, jaunâtres ou ocrées, de dimension variable ; à leur niveau, les circonvolutions sont rétractées, froncées et même complétement atrophiées ; la plaque jaune tout entière forme une dépression assez profonde à la surface du cerveau. Cette dépression est d'ailleurs d'autant plus prononcée que le ramollissement qui a été le point de départ de la plaque jaune s'étendait plus loin en profondeur, on trouve des plaques jaune qui pénètrent jusqu'au voisinage du ventricule.

L'observation 1re est un exemple de vaste plaque jaune occupant presque toute la surface de l'hémisphère, et ayant probablement succédé à un très-vaste ramollissement, ou à plusieurs ramollissements successifs (voy. pl. I et II). Il ne reste de sain qu'une petite portion du lobe temporal, et l'hémisphère est réduit au volume du poing.

Les observations 2, 3, 4, 5 sont aussi des exemples de plaques jaunes très-étendues, moins cependant que celle de l'observation 1.

Il est actuellement démontré que la plaque jaune est une des formes de terminaison du ramollissement du cerveau (1). Mais peut-être la plaque jaune succède-t-elle à d'autres processus morbides. M. Hayem, dans un travail récent (2), a avancé que certaines formes d'encéphalite se terminaient par des plaques jaunes. Nous avouerons que cette théorie pathogénique de la plaque jaune ne nous paraît pas encore absolument démontrée. Il est vrai que les terminaisons ultimes de processus différents à l'origine se ressemblent parfois beaucoup, et que toute lésion des circonvolutions, caractérisée par une forte fluxion sanguine, et par un travail de destruction du tissu nerveux, doit vraisem-

(1) Voy. Prévost et Cotard, Études physiol. et path. sur le ramollissement cérébral. Paris, 1866.

(2) Etudes sur les diverses formes d'encéphalite. (Thèse de Paris, 1868.)

blablement aboutir à une cicatrice colorée, et par conséquent à quelque chose qui ressemble à une plaque jaune. Nous verrons cependant plus loin que l'encéphalite traumatique paraît, quand elle guérit, se terminer d'une manière un peu différente. Aussi, sans affirmer qu'il en soit ainsi dans tous les cas, sommes-nous plutôt disposé à rapporter à des ramollissements les cinq observations de notre premier groupe.

Pour l'observation 4, il ne peut y avoir de doute, l'oblitération artérielle ayant été constatée à l'autopsie. Les caractères du ramollissement ancien ne sont pas moins évidents dans les observations 1 et 3. Nous sommes donc autorisé à considérer toute une catégorie de faits d'atrophie cérébrale comme devant être rattachés au ramollissement terminé par plaque jaune.

§ II. — *Des kystes et de l'infiltration celluleuse.*

Nous ne répéterons pas ici la description des lésions anciennes du ramollissement des parties centrales du cerveau et des anciens foyers hémorrhagiques. Les premières ont été bien étudiées et souvent décrites sous le nom d'*infiltration celluleuse.* Elles consistent en des cavités anfractueuses, traversées en tous sens par des brides ou des cloisons incomplètes formant des sortes de cellules remplies de liquide d'abord laiteux, pouvant devenir transparent quand la lésion est très-ancienne. Les anciens foyers hémorrhagiques, le plus souvent faciles à reconnaître des anciens foyers de ramollissement, sont caractérisés par des kystes à forme assez régulière, à bords indurés et colorés en jaune brun; quelquefois par des cicatrices linéaires, dures et colorées. Dans les cas que nous avons à examiner, le diagnostic de la nature de la lésion est plus difficile que d'ordinaire, à cause de la très-grande ancienneté de la maladie.

Les observations 6, 7, 8, nous présentent de petits kystes tapissés d'une fine membrane celluleuse, à parois lisses, traversés de quelques brides, situés vers les parties centrales de l'hémisphère, dont ils ont déterminé consécutivement l'atrophie. Il n'y a plus de matière colorante ocrée dans les parois de ces kystes; le liquide qu'ils contiennent est devenu limpide et incolore. Cependant leur forme et leur siége nous semblent indiquer plutôt une hémorrhagie qu'un ramollissement. Il ne nous paraît pas d'ailleurs que ces kystes puissent dériver de lésions autres que des hémorrhagies ou des ramollissements.

Les observations 9, 10, 11, 12 sont des exemples bien nets de vastes foyers d'infiltration celluleuse.

Dans les observations 13, 14, 15 et 16, nous trouvons de vastes kystes remplis de sérosité et occupant la place d'une partie de l'hémisphère. Tantôt ces kystes semblent appartenir aux méninges (obs. 13 et 14). Peut-être y a-t-il eu dans ces cas quelque foyer d'hémorrhagie méningée, ou plutôt sous-méningée; car la cavité de l'arachnoïde était saine; peut-être y a-t-il eu quelque lésion des circonvolutions et devrait-on rapprocher ces cas des plaques jaunes. Tantôt (obs. 15 et 16) le kyste s'est développé au sein de l'hémisphère et paraît être consécutif à une altération considérable de la substance nerveuse qui a fini par se résorber. Peut-être sont-ce là d'anciens foyers de ramollissement.

Nous retrouvons ici la distinction que nous avions établie d'abord entre l'atrophie directe et l'atrophie secondaire. Tantôt nous voyons de vastes kystes produire des pertes de substance considérables dans l'hémisphère, tantôt un petit kyste être le point de départ d'un travail atrophique consécutif se terminant par le ratatinement de tout l'hémisphère.

§ III. — *Des cas caractérisés surtout par l'atrophie et la disparition complète de la substance nerveuse.*

Les observations 17, 18, 19, 20, 21, 22, 23, présentent une analogie remarquable au point de vue de la lésion cérébrale. Une portion de la substance nerveuse de l'hémisphère a disparu et dans une étendue plus ou moins considérable les méninges se trouvent accolées à la membrane ventriculaire; entre ces deux membranes serpentent des vaisseaux et vers les limites de la perte de substance, les circonvolutions froncées et ratatinées se transforment en une substance gélatineuse avant de disparaître complétement.

Cette altération est souvent très-étendue et occupe toute la partie supérieure de l'hémisphère (obs. 17, 19, 20, 22). Ces cas sont très-analogues à certains faits décrits comme exemples d'anencéphalie et dans lesquels le cerveau était remplacé par une membrane. Cette série d'observations n'est pas moins remarquable au point de vue pathogénique : sur sept observations, il en est trois (obs. 18, 20, 23) où la maladie a débuté très-vraisemblablement par une encéphalite traumatique, et dans les autres séries d'observations nous n'avons qu'un seul autre cas d'encéphalite traumatique guérie et s'étant terminée d'une manière différente (par sclérose). Aussi sommes-nous porté à croire qu'il existe une relation assez intime entre cette forme de lésion cérébrale et l'encéphalite traumatique. Nous n'avons d'ailleurs pu découvrir que bien peu de renseignements sur les modes de terminaison de cette forme d'encéphalite. Lallemand et les auteurs pour qui le ramollissement était une inflammation, ont confondu tous les faits et depuis, les auteurs qui ont traité de la véritable encéphalite, de l'encéphalite traumatique, ne l'ayant étudiée que chez l'adulte où elle est ordinairement mortelle et dans les cas où elle avait déterminé la mort, n'ont pas parlé de ses modes de terminaison plus heureux et des lésions qui la caractérisent alors. Lallemand, tout en confondant les diverses affections cérébrales, avait cependant bien fait ressortir le caractère destructif de certaines encéphalites (voy. 8e lettre, destructions cérébrales chez le fœtus). Il rapporte deux observations d'encéphalite traumatique survenue pendant la vie intra-utérine, à la suite de contusions violentes sur le ventre de la mère. Dans un cas, le fœtus presque à terme fut pris de convulsions ressenties par la mère et succomba. L'accouchement eut lieu quatre jours après ; on trouva l'hémisphère droit transformé en un magma rouge de sang et de substance cérébrale broyés ensemble et formant une masse diffluente.

Dans le second cas, le fœtus avait survécu au traumatisme et naquit à terme ; le crâne ne contenait plus qu'une portion de cerveau, si petite qu'elle aurait pu tenir dans une coquille de noix ; elle était située au commencement du canal vertébral et recouverte d'une matière sanguinolente.

A la suite de vivisections, on a observé aussi des destructions cérébrales considérables par encéphalite traumatique. R. Wagner (1), a remarqué que, lorsqu'on enlève une petite portion de la substance grise du cervelet il se produit souvent (non dans tous les cas) une atrophie consécutive du centre blanc et quelquefois de tout l'organe. M. Brown-Séquard dit à ce propos, avoir observé le même phénomène dans les hémisphères cérébraux. La non-constance du phénomène et l'étendue très-variable du travail morbide nous permet de penser qu'il s'agit ici d'une phlegmasie et non d'un travail de régression des tubes nerveux séparés de leurs centres trophiques, comme semble le croire M. Brown-Séquard. Nous retrouvons donc encore dans les expériences sur les animaux ce caractère destructif qui nous semble être spécial à l'encéphalite traumatique.

Concluons, avant de passer à d'autres observations, qu'un certain nombre de faits d'atrophie cérébrale, nettement distincts quant à la forme de l'altération, paraissent dans bien des cas devoir être attribués à l'encéphalite traumatique.

Nous avons placé, à côté des observations dont nous venons de parler, quelques faits caractérisés également par de vastes pertes de substance, mais que quelques particularités nous obligent à étudier séparément.

Dans les observations 24 et 25, il est indiqué que des lésions remarquables des méninges ont été trouvées au niveau de la destruction cérébrale.

(1) Recherches sur les fonctions du cerveau, par R. Wagner. (Journal de physiologie de Brown-Séquard, t. IV ; 1861.)

Dans le premier de ces deux cas, la dure-mère présentait une coloration gris-rougeâtre, comme s'il y avait eu dans l'arachnoïde un ancien foyer hémorrhagique; elle était adhérente à l'arachnoïde et à la pie-mère au niveau de la lésion cérébrale, et dans ce point ces membranes offraient des traces d'inflammation ancienne; elles étaient ternes, épaissies, on y rencontrait çà et là quelques plaques osseuses. L'hémisphère présentait en ce point une profonde perte de substance en forme d'excavation remplie de sérosité infiltrée dans des tractus celluleux qui se continuaient avec le tissu cellulaire sous-arachnoïdien.

Dans l'observation 25, les traces d'une ancienne hémorrhagie méningée étaient peut-être encore plus évidentes (1). Entre la dure-mère et l'arachnoïde existait un foyer kystiforme rempli par un liquide séreux, jaunâtre citrin, contenu dans de petites cavités cloisonnées par des pseudo-organisation membraneuses qui s'étendaient de la face interne de la dure-mère à l'arachnoïde viscérale.

A ce niveau, l'hémisphère présentait une énorme perte de substance s'étendant jusqu'au ventricule qui n'était plus séparé que par une cloison membraneuse.

Il est difficile de méconnaître ici un de ces kystes séreux qui succèdent aux hémorrhagies méningées et sur lesquels M. Legendre (2) a appelé l'attention. Une altération analogue existait sans doute chez le malade de l'observation 24 ; seulement dans ce cas le liquide s'est probablement résorbé et les parois du kyste se sont accolées et ont produit cette membrane épaisse portant des traces d'inflammation ancienne, formée par la dure-mère et l'arachnoïde adhérentes et confondues ensemble.

(1) M. le Dr Laborde, qui a recueilli et publié cette observation, considère l'atrophie du cerveau comme consécutive à l'épanchement séreux. Nous ne saurions accepter cette manière de voir. Nous pensons qu'il s'agit là d'un ancien kyste hémorrhagique.

(2) Mémoire sur les hémorrhagies dans la cavité de l'arachnoïde pendant l'enfance. (Revue médicale, 1842 et 1843.)

Quelle a été dans ces cas la cause de la destruction cérébrale? On peut l'attribuer à la compression produite par l'épanchement, mais nous serions plus porté à y voir plutôt la trace d'une encéphalite analogue à celle dont nous avons parlé plus haut, encéphalite qu'on peut attribuer à la présence de l'épanchement sanguin des méninges.

En effet, comme on peut s'en assurer en lisant les observations du mémoire de M. Legendre, dans les cas où l'épanchement agit simplement en comprimant l'hémisphère et sans produire d'inflammation de voisinage; l'hémisphère présente seulement un aplatissement étendu, les circonvolutions sont tassées, l'arachnoïde viscérale est lisse et glisse facilement sur la poche sanguine adhérente à la dure-mère.

Chez les jeunes enfants, avant la soudure des fontanelles, cette compression cérébrale est même très-peu prononcée, à cause du développement que prend le crâne du côté de l'hémorrhagie, développement qui peut simuler une hydrocéphalie.

Enfin, d'après M. Bouchard (1), dans les cas de simple compression du cerveau, on ne rencontre habituellement pas d'atrophie descendante. Dans les deux observations que nous avons rapportées, la destruction du tissu cérébral formant une cavité anfractueuse, à bords taillés à pic, si semblable aux lésions de l'encéphalite traumatique, les traces d'inflammation observées sur les méninges, tout nous fait penser qu'il s'est produit là, au voisinage de l'épanchement et dans le tissu cérébral, un travail phlegmasique bien caractérisé.

Les observations 26, 27, 28, que nous avons placées dans le même groupe que les précédentes, sont encore des exemples de vastes pertes de substance et de destruction du tissu du cerveau. Mais, dans ces cas, toute trace de la maladie primitive a disparu, l'étiologie, les phénomènes qui ont amené le début de la maladie sont inconnus ou peu précis, en sorte qu'il nous est impossible de rien avancer sur la nature de la lésion primitive.

(1) Des dégénérations secondaires de la moelle. (Archives génér. de médecine, 1866.)

§ IV. — *De la Sclérose.*

On désigne sous le nom de sclérose un processus morbide, caractérisé par l'hypergénèse des éléments de la trame conjonctive des centres nerveux et par l'atrophie des éléments fondamentaux du tissu (cellules et tubes). On reconnaît aujourd'hui diverses formes de sclérose; la sclérose à foyers disséminés ou sclérose en plaques, la sclérose rubanée, limitée à certains cordons de la moelle, la sclérose lobaire diffuse qui occupe un lobe ou un hémisphère cérébral. On peut considérer comme une dernière espèce de sclérose le travail de prolifération conjonctive, qui se produit consécutivement à la nécrobiose des éléments nerveux; soit que cette nécrobiose soit due à la séparation des tubes nerveux de leur centre trophique, soit qu'elle dépende d'un trouble circulatoire.

C'est cette espèce de sclérose que l'on observe dans les atrophies descendantes (Bouchard. Fausse sclérose). C'est à elle aussi qu'on peut rapporter l'hypergénèse des éléments conjonctifs dans les anciens foyers de ramollissement (Hayem, Encéphalite sclérosique consécutive aux infarctus).

C'est à la sclérose lobaire décrite sous le nom d'induration du cerveau par Pinel (1), et observée dans le cervelet par M. Duguet (2), que se rapportent les observations de notre quatrième groupe.

Cette forme de sclérose paraît dans quelques cas se développer spontanément, c'est-à-dire sans être précédée d'aucune autre lésion pathologique; d'autres fois elle succède à une altération bien caractérisée des circonvolutions ou des parties centrales de l'hémisphère, à une plaque jaune, à un kyste hémorrhagique, etc. Dans le premier cas, il est évident que le phénomène initial est l'hyperplasie conjonctive, et que l'atrophie des éléments nerveux est consécutive; dans le second cas,

(1) Journal de Physiologie de Magendie, 1822.
(2) Bulletin de la Société anatomique, 1862-1863.

lorsque par exemple les circonvolutions et le centre blanc d'un hémisphère s'atrophient et s'indurent consécutivement à une lésion du corps strié ou de la couche optique, il est possible qu'il y ait d'abord un travail atrophique des éléments nerveux, auquel succède une hypergénèse des éléments de la névroglie, analogue à celle qui se produit dans les atrophies descendantes. On peut supposer aussi qu'une cicatrice cérébrale est le point de départ d'une irritation formative du tissu conjonctif des centres nerveux qui, emprisonnant et étouffant les éléments nerveux, en déterminerait l'atrophie. Ces deux hypothèses semblent plausibles, et on pourrait trouver des faits pour appuyer chacune d'elles, comme nous le verrons tout à l'heure, par l'analyse de nos observations.

Quelle qu'en soit l'origine, cette sclérose lobaire est spécialement caractérisée par l'endurcissement et le ratatinement des parties qu'elle occupe. Les circonvolutions sont fermes, petites, plus blanches qu'à l'état normal, la séparation des substances grise et blanche est effacée ; la substance blanche est également ferme, elle se déchire par lanières et ne se laisse pas écraser ; toute la masse sclérosée a une consistance élastique comparable à celle du caoutchouc. Au microscope, on trouve une matière amorphe abondante finement granuleuse et très-cohérente, une grande quantité de fibres lamineuses, des corps amyloïdes et quelques rares éléments nerveux plus ou moins altérés (1).

Les observations 30, 31, 33, 35 et 36 sont peut-être des exemples de sclérose primitive, ayant débuté par un lobe et s'étant propagée peu à peu dans tout l'hémisphère. Il est vrai que pour admettre une sclérose primitive, il faudrait démontrer qu'il n'y a eu aucune maladie cérébrale antécédente, aussi n'affirmons-nous rien relativement à ces cas d'autant plus douteux que les observations sont pour la plupart incomplètes.

(1) Voyez, dans le Mémoire de M. Duguet, les Examens microscopiques des pièces par M. Vulpian. — Voy. une Observation de sclérose par MM. Isambert et Robin. (Comptes-rendus de la Société de biologie, 1855). — Voy. Hayem. Études sur les diverses formes de l'encéphalite. Paris, 1868.

Dans les observations 29 et 34, la sclérose qui avait envahi la plus grande partie ou la totalité de l'hémisphère paraît consécutive à une ancienne plaque jaune, qui a été le point de départ de l'hyperplasie conjonctive.

Dans l'observation 7, l'hémisphère droit s'est atrophié consécutivement à un foyer hémorrhagique situé entre le corps strié et la couche optique. Tout l'hémisphère est d'une consistance ferme. Peut-être dans ce cas la production de tissu conjonctif est-elle consécutive à l'atrophie des éléments nerveux ; ce qui tendrait à faire accepter cette supposition, c'est qu'une induration analogue se retrouve dans l'hémisphère gauche atrophié du cervelet ; induration que son siége limité à la portion de l'encéphale qui s'atrophie spontanément, ne permet pas de rapporter à une propagation diffuse et envahissante de la sclérose, mais doit plutôt faire rapprocher des atrophies descendantes. (Voy. aussi l'obs. 34, comme exemple de sclérose secondaire du cervelet.)

Nous croyons aussi de même nature la sclérose de la couche optique et du corps strié qui surviennent à la suite des lésions de la périphérie de l'hémisphère (obs. 10, 15, 19, 24).

Ces faits de sclérose consécutive appartiennent en réalité à la catégorie des altérations secondaires, si nous en avons parlé ici, c'était pour ne pas scinder l'étude de l'atrophie cérébrale par sclérose.

Dans un cas la sclérose cérébrale semble s'être développée à la suite d'un traumatisme, ou des lésions produites par ce traumatisme. L'observation est d'ailleurs très-incomplète (obs. 37).

§ V.

Dans un dernier groupe, nous avons rangé les observations où il n'était fait mention d'aucune lésion suffisamment caractérisée ; nous y avons rapporté des cas empruntés à Cazauvielh et que cet auteur considérait comme des agénésies primitives. En effet, l'hémisphère était imparfaitement développé dans toutes ses parties et on ne rencontrait pas de ces vastes lésions qui expliquent les autres modes d'atrophie cérébrale. Cependant en analysant avec soin les observations on trouve le plus souvent mentionnées des altérations qui n'avaient pas suffisamment appelé l'attention. Dans l'observation 39, une espèce de perte de substance existe vers la corne postérieure du ventricule et le bord externe du corps strié est *inégal* et *ondulé*.

Dans l'observation 40 (comme l'avait déjà fait remarquer Lallemand), le corps strié est un peu déprimé à sa partie moyenne. Dans l'observation 42 le corps strié est rugueux et sillonné dans sa partie postérieure.

Ces inégalités, ces rugosités du corps strié sont certainement les traces d'une ancienne maladie qui a probablement été la cause de l'atrophie de l'hémisphère.

En terminant cette étude des altérations primitives, nous rappellerons ce que nous avons dit plus haut au sujet de l'agénésie idiopathique. Nous avons trouvé partout des lésions et n'avons vu nulle part un exemple d'arrêt de développement primitif; les observations nouvelles viennent donc confirmer les conclusions que Lallemand avait tirées de l'étude des faits connus à l'époque où il écrivait.

Lésions secondaires.

Lorsqu'une portion limitée des centres nerveux vient à être détruite, d'autres parties de l'encéphale et quelquefois de la moelle s'atrophient secondairement. Il existe donc des rapports trophiques entre les diverses portions de l'appareil nerveux. Quelques-uns de ces rapports trophiques ont déjà été l'objet de travaux importants, on connaît bien les atrophies secondaires du pédoncule cérébral, de la protubérance et de la moelle depuis les recherches de Türk, de MM. Charcot et Turner (1), et de M. Bouchard.

(1) Comptes-rendus de la Société de biologie, 1856.

L'atrophie secondaire du cervelet a été démontrée par M. Turner, et M. Luys (1), a établi, d'après l'analyse d'un assez grand nombre de cas, qu'il existe une relation entre l'état des circonvolutions et celui des ganglions centraux, notamment de la couche optique, de telle sorte que les circonvolutions s'atrophient consécutivement aux lésions des ganglions centraux et réciproquement. L'analyse des faits que nous avons rassemblés devrait nous permettre de passer en revue ces diverses lésions et d'établir des rapports entre les différentes lésions primitives et les différents groupes d'altérations secondaires. Malheureusement, c'est ici que se manifeste surtout l'insuffisance de nos observations. Non-seulement il faudrait que la lésion primitive fût toujours exactement déterminée, mais il faudrait que l'encéphale eût été examiné avec le plus grand soin dans toutes ses parties.

Nous avons déjà mentionné, en parlant de la sclérose, les observations où l'atrophie des circonvolutions paraît consécutive à l'atrophie des ganglions centraux, et réciproquement; nous n'entreprendrons pas l'analyse détaillée de ces faits trop incomplets. Il faudrait, avant d'élever des théories, être sûr de la nature des lésions, avoir bien déterminé s'il n'y a point eu dans les parties atrophiées un travail pathologique primitif, si enfin leur atrophie n'est pas due à une sclérose envahissante. Ce n'est qu'en s'appuyant sur des faits nouveaux observés et analysés avec le plus grand soin, qu'on pourra peut-être découvrir quelque chose de positif dans ces questions si obscures aujourd'hui. La seule considération que nous puissions avancer relativement à l'influence trophique des centres de substance grise les uns sur les autres, c'est qu'il existe certainement une synergie, une activité associée de différentes parties des centres nerveux; que la destruction de certains organes nerveux doit entraîner l'inactivité de quelques autres, et que peut-être, quelques atrophies secondaires sont seulement dues à cette perte de l'activité fonctionnelle normale, qui entraîne la perte de l'activité nutritive.

(1) Système nerveux.

Si par exemple le lobe gauche du cervelet est en rapport avec la coordination des mouvements du côté gauche du corps, une lésion de l'hémisphère droit du cerveau frappant de paralysie les membres gauches, priverait également de ses fonctions le lobe gauche du cervelet, et on ne devrait pas s'étonner de trouver dans cet organe des lésions atrophiques analogues à celles des autres organes privés de leurs fonctions (muscles, os, etc., des membres paralysés).

Nous avons cherché s'il n'y avait pas un rapport entre l'atrophie de la moelle et celle du cervelet. Dans 4 cas, ces deux organes étaient atrophiés du côté opposé à la lésion cérébrale (Ob. 2, 7, 24, 37).

Dans 4 cas, il est indiqué qu'il n'y avait de lésion ni dans l'un ni dans l'autre (Ob. 3, 5, 23, 41). Il n'y avait pas non plus d'atrophie descendante du pédoncule et de la pyramide. Dans 5 observations, le cervelet étant atrophié, la moelle a paru saine, mais le pédoncule, la protubérance et la pyramide étaient atrophiés, et il est probable qu'une altération légère existait dans la moelle (Obs. 6, 29, 30, 42).

Nous concluerons donc qu'en général, lorsqu'on trouve le cervelet atrophié on doit s'attendre à trouver une atrophie de la moelle. Peut-être l'atrophie du cervelet est-elle en rapport avec celle de la moelle. (Voy. Vulpian, Société de Biologie, 1856, sur l'*Atrophie croisée du cervelet*).

LÉSIONS DU SYSTÈME NERVEUX PÉRIPHÉRIQUE.

L'atrophie du nerf olfactif correspondant à l'hémisphère atrophié, n'a été notée que dans deux observations (24 et 39).

L'atrophie des nerfs optiques paraît relativement assez fréquente. Dans les observations 1, 13, 15, 39, on a noté l'atrophie du nerf optique correspondant à l'hémisphère malade. — Dans les observations 6 et 24, les deux nerfs optiques étaient atrophiés dans le premier cas, cette atrophie paraît avoir été consécutive à une altération de la rétine.

Nous ne possédons aucun exemple d'atrophie des autres

nerfs crâniens, ils ont été examinés dans les observations 1, 6, 24, 29, 39 et n'ont présenté aucune altération notable.

Les nerfs rachidiens présentent dans les cas d'atrophie cérébrale, comme en général chez les anciens hémiplégiques, des altérations manifestes caractérisées par l'augmentation de volume, la coloration jaunâtre, et au microscope, par l'augmentation du tissu conjonctif, par une espèce de sclérose (Obs. 2, 8, 21, 33, 39).

Rarement les nerfs sont diminués de volume (Obs. 29).

Pour ne rien omettre, citons l'atrophie des ganglions et des racines des nerfs cervicaux trouvée par Schrœder Van der Kolk (Obs. 29); les nerfs atrophiés au niveau de leurs racines et au voisinage des ganglions devenaient plus volumineux qu'à l'état normal dans le reste de leur parcours; et l'atrophie des ganglions de la portion thoracique du grand sympathique que nous avons constatée nous-même dans un cas (Obs. 29).

LÉSIONS DES ENVELOPPES DE L'ENCÉPHALE.

Nous ne reviendrons pas ici sur les lésions des méninges (kystes, épaississements, traces d'inflammation ancienne) que nous avons notées en traitant de la lésion cérébrale primitive.

Nous voulons seulement parler des lésions consécutives à la diminution du volume du cerveau ; ces lésions sont au nombre de deux : l'épanchement séreux intra-crânien, et les déformations ou épaisissements des os du crâne.

Il est clair que lorsque le cerveau subit une vaste perte de substance, et que le crâne ne se rétrécit pas en conséquence, une certaine quantité de liquide céphalo-rachidien doit s'accumuler pour remplir le vide. Ce phénomène tout à fait passif a été considéré par beaucoup d'auteurs comme primitif; on a cru qu'il se faisait dans certains cas une hydropisie qui comprimait et finissait par atrophier le tissu cérébral. Cette opinion ne résiste pas à l'analyse des faits ; M. Cruveilhier (1) avait déjà fait

(1) Anatomie pathologique.

remarquer qu'il n'existe pas de rapport direct (mais plutôt un rapport inverse) entre la quantité de l'épanchement et l'intensité de la lésion cérébrale, les micro-hydrocéphales présentant les lésions cérébrales les plus considérables ; nous ajouterons qu'il suffit d'examiner les altérations cérébrales consécutives à la pression de l'épanchement de la vraie hydrocéphalie, et de les comparer à celles que l'on trouve dans les cas d'atrophie cérébrale pour se convaincre que ces dernières sont de toute autre nature. L'épanchement hydrocéphalique agit également sur tous les points ; il ne produit jamais ces pertes de substances circonscrites, ces dépressions à bords taillés à pic, etc., qui se retrouvent dans la plupart de nos observations.

Dans les cas où l'épanchement séreux coïncide avec le rétrécissement de la cavité crânienne, il est bien évident que l'hydrocéphalie est secondaire et passive ; il est tout à fait irrationnel de lui attribuer l'atrophie du cerveau comme l'a fait Schrœder Van der Kolk (Obs. 39). Si l'épanchement avait été assez considérable, assez actif pour atrophier le cerveau, il aurait certainement agi sur la boîte osseuse et la cavité crânienne devrait être élargie plutôt que diminuée.

Il existe des cas complexes où l'on trouve à la fois les lésions de l'atrophie cérébrale et une véritable hydrocéphalie. Les malades présentent tous les caractères habituels de l'atrophie cérébrale : hémiplégie avec contracture et atrophie des membres paralysés, pied bot et main bot, etc. Ils se reconnaissent seulement au volume exagéré de la tête. A l'autopsie on découvre, outre l'hydrocéphalie, une altération profonde d'un hémisphère qui est induré, ratatiné, etc. On trouve dans la thèse de M. Belhomme (1824), un exemple remarquable de ces cas complexes ; il s'agit d'une fille de 18 ans, épileptique, hydrocéphale (tête énorme) et hémiplégique. Les membres droits étaient atrophiés et contracturés.

Les deux hémisphères très-dilatés étaient transformés en deux espèces de poches ; mais, tandis qu'à droite la substance cérébrale était saine, le corps strié et la couche optique normaux à gauche les parois de la poche étaient très-amincies, la cavité était traversée par de nombreuses brides, le corps strié et la couche optique étaient atrophiés et méconnaissables ; enfin, pour que rien ne manque à l'analogie avec nos observations, le cervelet était *plus étendu* à gauche qu'à droite.

On peut considérer ce cas comme un exemple d'hydrocéphalie, survenu chez un individu atteint d'atrophie cérébrale.

Nous conclurons donc que l'épanchement séreux est presque constamment un phénomène passif, mais que, dans quelques cas rares, il peut prendre les caractères de la véritable hydrocéphalie.

Déformation du crâne. — Le crâne ne présente de déformation notable que lorsque la maladie cérébrale remonte aux premières années de la vie ou à la vie intra-utérine. Ainsi, dans les observations 1, 2, 5, où la maladie a débuté dans l'âge adulte, la configuration du crâne est normale. Dans quelques cas même où la lésion remonte à la première enfance, on ne trouve pas toujours de déformation crânienne; c'est qu'alors la substance cérébrale détruite est remplacée par un kyste (observation 15), ou bien il s'est fait un épanchement considérable dans le ventricule, de sorte que le volume extérieur du cerveau a été peu modifié (obs. 6, 17, 19, 23). Rarement, lorsque l'hémisphère est revenu sur lui-même, le crâne garde sa configuration normale (obs. 26 et 27). Dans le plus grand nombre des cas, le crâne présente des déformations manifestes. Nous considérerons :

1° La configuration intérieure,

2° L'épaisseur de ses parois,

3° La forme extérieure.

Le plus souvent la diminution de la capacité du crâne se fait par le retrait de la table interne et sans déformation notable de l'extérieur du crâne ; l'épaisseur des os est augmentée (observations 24, 29, 31, 32, 33, 39, 42); dans quelques cas les os paraissent comme boursouflés; la voûte orbitaire est dédoublée en deux lames, entre lesquelles se trouvent de vastes cellules qui semblent être une expansion des sinus frontaux (obs. 26, 29). La déformation intérieure du crâne suit en général assez exactement la déformation cérébrale ; lorsque tout l'hémisphère est atrophié, et qu'il y a atrophie croisée du cervelet, on trouve les formes antérieure et moyenne correspondantes, et la fossette occipitale du côté opposé notablement rétrécies (obs. 24, 29, 33, 39).

Dans les cas où une portion seulement de l'hémisphère est atrophiée, le rétrécissement du crâne correspond quelquefois exactement à la lésion cérébrale (obs. 18). Les déformations extérieures du crâne, quoique manquant assez fréquemment, sont loin d'être rares, et elles correspondent fort exactement à la partie atrophiée du cerveau (obs. 9, 10, 13, 16, 22, 25, 28, 31, 34, 40). Le crâne est aplati tantôt sur le côté, tantôt en avant, suivant la lésion cérébrale.

LÉSIONS DES MEMBRES ET DU TRONC.

Comme les anciens hémiplégiques, les sujets de nos observations présentaient des lésions atrophiques des membres paralysés; les muscles étaient diminués de volume et dégénérés; les membres étaient amaigris le plus souvent: dans quelques cas, l'atrophie des muscles était masquée par une grande quantité de graisse déposée dans le tissu cellulaire sous-cutané.

Nous nous occuperons seulement ici d'une particularité spéciale aux hémiplégies datant de la première enfance ; nous voulons parler du raccourcissement des membres paralysés. Ce raccourcissement ne manque pour ainsi dire jamais; il est généralement plus prononcé dans le membre supérieur que dans le membre inférieur (obs. 9, 13, 24, 29, 33, 39), sauf quelques exceptions où il était peut-être plus marqué dans le membre inférieur (obs. 10, 40). Il coïncide habituellement avec une diminution de l'épaisseur de l'os.

Schrœder van der Kolk après une étude approfondie du

squelette d'une malade (obs. 39), et après avoir établi que, dans ce cas, l'atrophie des os était plus considérable à la racine du membre (clavicule, scapulum, humérus), que vers son extrémité (avant-bras et main), et que cette atrophie des os était le plus prononcée là où l'atrophie des muscles l'était le moins, en conclut que ce n'était pas à la perte des fonctions, à l'immobilité des membres qu'on devait rattacher l'atrophie des os, mais à un trouble nutritif dépendant probablement d'une lésion des filets nerveux trophiques, consécutive à l'atrophie des ganglions et des racines des cinquième et sixième paires cervicales, qui fournissent précisément des nerfs à la clavicule, au scapulum et à l'humérus.

L'auteur ajoute qu'il est impossible d'attribuer à la perte des mouvements l'atrophie de la clavicule, puisque cet os dans l'éta ne jouit que de fort peu de mouvements.

Nous ne chercherons pas à réfuter l'opinion de Schrœder van der Kolk, relativement à l'influence des nerfs trophiques qui paraît fort vraisemblable. Nous ferons seulement remarquer que cet auteur, en considérant seulement l'étendue des mouvements des os, n'a peut-être pas suffisamment tenu compte de l'effort musculaire que supporte, sans cependant se mouvoir beaucoup, un os tel que l'omoplate ou la clavicule. Lorsque, par suite de la paralysie du membre supérieur, ces efforts musculaires sont presque complétement annulés, la clavicule et l'omoplate se trouvent peut-être dans un état de repos relativement plus grand que les os de l'avant-bras et de la main.

Disons, en terminant, que cette disposition de l'atrophie des os n'a rien de constant.

Dans l'observation 29, l'atrophie allait en augmentant depuis la racine du membre jusqu'à son extrémité.

Dans quelques cas, le tronc est imparfaitement développé du côté paralysé, la cage thoracique est plus étroite de ce côté, le bassin étroit et oblique (obs. 14, 39, 41).

CHAPITRE IV.

ÉTIOLOGIE.

L'atrophie cérébrale peut se produire à tous les âges, mais le plus souvent elle remonte à une maladie de l'enfance. Elle paraît également fréquente chez les deux sexes (nos observations pourraient induire en erreur sur ce point; comme un grand nombre ont été recueillies à la Salpêtrière, on pourrait croire à une prédominance du sexe féminin). Les deux hémisphères paraissent s'atrophier à peu près aussi souvent l'un que l'autre : sur 42 cas, nous trouvons 20 fois une atrophie de l'hémisphère gauche, et 19 fois une atrophie de l'hémisphère droit; 2 fois il y avait lésion des deux hémisphères à peu près au même degré.

Les causes déterminantes de la maladie sont très-nombreuses et en rapport avec les maladies diverses dont l'atrophie cérébrale n'est que le résultat plus ou moins éloigné.

Nous avons vu, dans le chapitre précédent, que la plupart de nos observations pouvaient se rapporter : 1° à l'encéphalite traumatique, 2° au ramollissement, 3° à l'hémorrhagie cérébrale, 4° à l'hémorrhagie méningée, 5° à la sclérose lobaire.

Il nous est impossible de déterminer la fréquence relative de ces différents processus de l'atrophie cérébrale. Nous dirons seulement que quelques-unes de ces causes paraissent agir plus spécialement à certains âges de la vie.

L'atrophie cérébrale, due à l'encéphalite traumatique, par exemple, doit remonter habituellement à l'enfance ou à la vie intra-utérine, les encéphalites traumatiques chez l'adulte se terminant le plus souvent par la mort. Chez l'enfant, cette cause est peut-être plus fréquente qu'on ne le pense généralement.

L'encéphale des nouveau-nés est singulièrement exposé aux contusions, et les symptômes d'une encéphalite peuvent être facilement méconnus ou confondus avec une autre affection cérébrale. On sait qu'il a été soutenu que le forceps, en produisant des contusions du cerveau, pouvait produire l'idiotie. Cette opinion a été présentée avec quelque vraisemblance par un aliéniste écossais, M. Mitchell. Il résulte d'une statistique faite par cet auteur, que, sur 494 idiots, 22 ont subi l'application du forceps, ce qui fait une proportion de 1 pour 22,5, tandis qu'à la Maternité d'Édimbourg il n'y a qu'une application de forceps sur 472 accouchements (1).

Le ramollissement du cerveau est beaucoup plus fréquent chez le vieillard qu'aux autres âges de la vie; mais il ne faut pas croire que l'enfance soit à l'abri de cette maladie, et plusieurs exemples de ramollissement nécrobiotique, constatés à l'autopsie chez des enfants, existent dans la science. M. le Dr Bouchut en cite un (Traité pratique des maladies des enfants) où l'oblitération vasculaire n'a pas été constatée, mais où les lésions étaient bien évidemment celles du ramollissement. Dans une observation de M. Bouchaud, interne à la Maternité (*Gazette des Hôpitaux,* 1864, p. 269), on trouve noté un ramollissement cérébral par oblitération artérielle et des infarctus multiples.

Le ramollissement par oblitération veineuse est peut-être plus fréquent dans l'enfance; à cet âge, en effet, la thrombose des sinus n'est pas rare, soit qu'elle tienne à une inflammation des os du crâne, soit qu'elle dépende d'un état général cachectique.

On connaît quelques cas d'apoplexie cérébrale chez les enfants; nous citerons seulement le suivant, que nous trouvons dans le Traité des maladies des enfants de M. Bouchut, à cause de la singularité du mode de production de l'hémorrhagie qui a succédé à un traumatisme :

« Une femme enceinte, ayant reçu un coup violent dans la région abdominale, donna trois mois après naissance à un enfant mort-né, qui avait du côté gauche les doigts et le coude,

(1) Voy. Union médicale, août 1862.

les orteils et le genou tellement roidis dans la flexion, qu'on ne put étendre ces jointures sans rompre les tendons. L'autre côté n'offrait rien de pareil. L'accoucheur, M. Gibb, examina le cerveau et trouva un caillot ancien dans l'hémisphère droit, audessus du ventricule latéral. Le pariétal correspondant avait sa surface dénudée et était le siége d'une ecchymose étendue » (1).

Il est évident que, si cet enfant avait vécu, son hémisphère droit et les membres gauches se seraient imparfaitement développés. Les hémorrhagies méningées sont fréquentes chez l'enfant : nous avons dit plus haut que la simple compression ne nous semblait pas devoir produire d'atrophie bien considérable, mais qu'une encéphalite de voisinage pouvait se développer dans quelques cas.

Quant à la sclérose lobaire primitive, ses causes sont extrêmement obscures. Dans une de nos observations, il semble qu'elle se soit développée à la suite d'un traumatisme. Nous avons trouvé, dans une autre observation (Hirsch, *Gazette hebdomadaire*, 1855, p. 79), un exemple de sclérose diffuse ayant envahi progressivement la plus grande partie de l'encéphale, et dont le début remontait à une contusion violente que le malade s'était faite en tombant de cheval.

La maladie avait suivi une marche très-lente, et la mort ne survint qu'à l'âge de 53 ans, après des troubles progressifs de l'intelligence et de la motilité.

Nous devons mentionner enfin l'influence des fièvres exanthématiques; dans l'observation 5 la maladie cérébrale paraît s'être développée à la suite d'une variole. Heine (*Spinale Kinderlähmung*. Stuttgard, 1860,) dit avoir observé deux cas analogues; dans un exemple qu'il rapporte d'un enfant devenu hémiplégique à la suite d'une scarlatine, il y avait une otorrhée purulente; peut-être s'était-il produit quelque trombose des sinus.

(1) On peut d'ailleurs se demander si ce *caillot* n'était pas un foyer d'encéphalite traumatique; dans un cas analogue cité par Lallemand et dont nous avons parlé plus haut, on avait trouvé un hémisphère transformé en un *magma de substance cérébrale et de sang broyés ensemble*..

Heine attribue une influence très-importante, mais qui nous paraît au moins douteuse, à l'état d'orgasme qui résulte du développement rapide des organes cérébraux chez l'enfant, état qui peut amener des fluxions, des hyperémies sous l'influence des moindres causes (dentition, fièvres éruptives, etc.).

CHAPITRE V.

SYMPTOMATOLOGIE.

Phénomènes du début. — Quand la maladie remonte à la vie fœtale, on constate quelquefois, dès la naissance, une hémiplégie bien caracterisée (obs. 10, 13, 19, 41), et dans quelques cas accompagnée de déformation du pied ou de la main (obs. 10, 19).

Dans l'enfance, la maladie s'annonce le plus souvent par des convulsions (obs. 6, 13, 21, 22, 23, 24, 25, 28, 29, 34), et souvent aussi paraît-il par la fièvre (Heine). La fréquence des convulsions chez les enfants nous semble devoir être attribuée surtout à la prédisposition singulière qui existe à cet âge pour les phénomènes convulsifs ; dans le cas de ramollissement par oblitération artérielle recueilli par M. Boussaud et dont nous avons parlé plus haut, on a observé des vomissements et des convulsions générales, et on sait que ces phénomènes sont relativement rares dans le ramollissement de l'adulte et du vieillard.

Nous ne pensons pas qu'on puisse tirer de la fréquence de ce phénomène chez les enfants aucun renseignement important sur la nature de la lésion primitive. Les convulsions se produisent probablement dans la plupart des maladies cérébrales que nous avons passées en revue.

Chez l'adulte, l'atrophie cérébrale débute par des maladies dont la symptomatologie est bien connue (ramollissement cérébral, apoplexie), et sur lesquelles nous n'insisterons pas.

Épilepsie. — Un grand nombre d'individus atteints d'atrophie cérébrale sont épileptiques (obs. 12, 13, 22, 23, 24, 28, 30, 34, 35, 42). Les attaques présentent la plus grande analogie avec celles de l'épilepsie dite idiopathique, et leurs différentes formes. Dans quelques cas, les attaques sont précédées ou suivies de délire maniaque (obs. 12, 34).

Dans l'observation 24, les attaques étaient précédées de secousses musculaires dans les membres paralysés.

Quelquefois les attaques se rapprochent, produisent la démence et finalement la mort (obs. 12, 23, 34, 35).

État mental. — Nous trouvons dans nos observations des exemples d'idiotie complète, d'affaiblissement plus ou moins marqué de l'intelligence et de conservation parfaite des facultés intellectuelles.

On ne peut donc pas établir de rapport entre la maladie considérée en général et l'état de l'intelligence. On ne peut pas non plus établir de rapport entre l'altération des facultés intellectuelles et le côté gauche ou droit de l'atrophie cérébrale.

Dans dix cas, où l'intelligence était intacte, cinq fois l'hémisphère gauche était atrophié (obs. 14, 22, 30, 32, 38), et cinq fois l'hémisphère droit (obs. 5, 19, 20, 23, 42).

L'atrophie des deux lobes postérieurs peut coïncider avec une intelligence assez bien conservée (obs. 18).

L'atrophie des deux lobes antérieurs et en général des deux hémisphères se manifeste par une idiotie portée à un très-haut degré (obs. 10, 16, 27, 37).

Dans les cas où l'intelligence était saine, l'atrophie de l'hémisphère remontait à la première enfance ou à la vie intra-utérine; dans un seul cas, la maladie n'a débuté qu'à l'âge de 5 ou 6 ans.

Dans trois cas (obs. 1, 3, 4), où l'atrophie cérébrale s'est produite pendant l'âge adulte, les malades sont tombés en enfance.

Il est extrêmement remarquable que, quel que soit le côté de la lésion cérébrale, les individus hémiplégiques depuis leur enfance ne présentent *jamais* d'aphasie (1), c'est-à-dire d'abo-

(1) Voy. Bull. de la Soc. d'anthropologie, 1865, p. 388, un cas de destruction congénitale de la 3e circonvolution frontale sans aphasie.

lition de la faculté du langage avec conservation plus ou moins complète de l'intelligence.

Dans nos observations d'atrophie, remontant à la première enfance, l'intelligence n'est jamais mieux développée que la faculté du langage, on n'observe jamais cette impossibilité d'exprimer les idées, ce contraste singulier entre les facultés intellectuelles et les facultés d'expression qui donnent aux aphasiques une physionomie si originale.

Dans quelques cas, un mutisme absolu joint à une idiotie complète coïncide avec des lésions atrophiques considérables des deux hémisphères (obs. 15).

D'autres fois une imperfection plus ou moins grande de la parole est en rapport avec une imperfection non moins considérable de l'intelligence ; ce sont les idées qui manquent bien plus que les moyens d'expression (obs. 9, 11, 27).

Dans tous les cas où les facultés intellectuelles ont acquis quelque développement, nous voyons que les malades parlaient facilement, même lorsque le lobe frontal gauche ou l'hémisphère gauche tout entier étaient profondément altérés (obs. 8, 22, 28, 29, 30, 32, 38).

De ces propositions qui résument les faits décrits dans nos observations, nous sommes en droit de conclure tout d'abord que, lorsqu'un hémisphère cérébral a été détruit pendant la première enfance, l'autre hémisphère peut le suppléer dans ses fonctions et qu'il suffit de l'un quelconque des deux hémisphères pour l'exercice sensibement normal des facultés intellectuelles.

Il n'y a donc pas de différence fondamentale entre les propriétés des deux hémisphères. Ce fait avait déjà été établi par Gall et après lui par d'autres observateurs.

Dans ces derniers temps, les cas si curieux d'aphasie avec lésion de l'hémisphère gauche seulement, sur lesquels M. Broca

M. Broca explique ce fait en disant que la malade se trouvant privée de la 3e circonvolution frontale gauche, a appris à parler avec le lobe frontal droit. Nous espérons appuyer par de nouveaux faits cette théorie si rationnelle.

a appelé l'attention, sont venus mettre en doute la symétrie fonctionnelle des deux hémisphères.

Il semblait qu'on fût obligé, ou bien d'admettre des fonctions différentes pour les régions symétriques des deux hémisphères, ce qui renversait toute la physiologie cérébrale, ou bien de supposer que certaines facultés ne peuvent s'exercer sans le concours synergique des deux hémisphères.

« On peut dire, écrit M. Luys, que les opérations cérébrales qui se révèlent par le langage écrit et le langage articulé, exigent le concours simultané des parties homologues de chaque hémisphère dont toutes les molécules doivent vibrer en quelque sorte à l'unisson ; et que, lorsque l'un d'eux vient à cesser d'agir, l'activité de son congénère est par le fait même neutralisée. »

Ces deux hypothèses paraissent également en contradiction avec les faits qui démontrent qu'un seul hémisphère, le droit aussi bien que le gauche, suffit à l'exercice normal de la pensée et de la parole.

D'autre part les faits d'aphasie ne démontrent pas d'une façon moins péremptoire que dans quelques cas les hémisphères sont incapables de se suppléer l'un l'autre, et qu'il y a réellement asymétrie fonctionnelle.

Il ne faut pas, pour expliquer plus facilement ces cas d'aphasie, recourir à des lésions inaperçues de l'hémisphère droit ou des autres parties de l'encéphale; quand une embolie de l'artère sylvienne gauche produit un ramollissement des circonvolutions frontales, et au même moment supprime la faculté du langage, il est bien évident que l'embolie n'a pas produit de modifications pathologiques dans l'état anatomique de l'hémisphère droit, ni même dans les parties de l'hémisphère gauche situées en dehors de la fluxion collatérale qui se fait autour de l'infarctus. Toutes ces parties sont, après l'embolie, exactement dans le même état anatomique qu'auparavant, et cependant le malade est devenu aphasique. N'aurait-on qu'un seul cas de cette espèce, il faudrait encore conclure que dans ce cas il existait un rapport intime entre la lésion du lobe frontal gauche et la perte de la faculté du langage.

Lorsque les faits semblent se contredire, c'est à coup sûr qu'ils sont mal interprétés. Le tort de la plupart des localisateurs, croyons-nous, est d'avoir voulu établir une relation trop absolue entre les organes cérébraux et des facultés extrêmement complexes qui sont le résultat éloigné des propriétés fondamentales des éléments nerveux. C'est entre ces propriétés fondamentales primitives de la cellule nerveuse, et la cellule nerveuse elle-même, qu'il existe un rapport nécessaire et constant, comme entre la contractilité et la fibre musculaire. Il est du reste fort difficile de déterminer quelles peuvent être ces propriétés fondamentales (1). On peut s'en faire une idée en réfléchissant qu'elles doivent être en rapport avec tout ce qui ne s'apprend pas, tout ce qui est considéré comme faculté innée.

Laissant de côté les instincts, considérons seulement ce qu'il y a d'inné dans les facultés intellectuelles; certaines facultés telles que la perception, la mémoire, la comparaison, etc., n'ont pas besoin de l'éducation pour se manifester; elles sont en quelque sorte le fond commun sur lequel viennent se développer les facultés les plus variées. N'est-il pas permis de rapprocher de ces facultés fondamentales de l'entendement les propriétés fondamentales de la cellule nerveuse?

Cette distinction des facultés cérébrales en facultés primordiales et en facultés acquises par l'éducation étant établie, nous allons tâcher d'expliquer comment la localisation des facultés acquises, peut n'être pas aussi fatale que l'avaient établi les phrénologistes, qui croyaient qu'entre l'organe de la parole et le langage articulé par exemple, existait une relation aussi absolue qu'entre la glande hépatique et la sécrétion de la bile.

Revenons d'abord aux faits; nous pouvons en présenter le résumé général sous la forme suivante, que nous empruntons à M. Broca (2) : On parle le plus souvent avec l'hémisphère

(1) Voy. Vulpian, Cours de Physiologie.

(2) Voy. Broca, Bull. de la Soc. d'anthropologie. 1865.

gauche, (résultat des nombreuses observations d'aphasie); quand cet hémisphère fait défaut, on peut *apprendre* à parler avec l'hémisphère droit (résultat des observations d'atrophie cérébrale). Du moment que nous admettons que la faculté du langage est le résultat de l'éducation et que les propriétés fondamentales des cellules des diverses régions du cerveau sont peu différentes, il paraît très-naturel : 1° que par l'éducation une partie du cerveau devienne apte à en suppléer une autre ; 2° que, quand une partie du cerveau ayant reçu une éducation spéciale vient à être détruite, le reste du cerveau soit incapable de la suppléer. En un mot, on comprend facilement que les individus qui ont été privés de l'hémisphère gauche de leur cerveau dès leur enfance, aient pu cependant apprendre sans peine à parler avec l'hémisphère droit, et que les individus qui ont été privés d'une partie de leur hémisphère gauche pendant l'âge adulte, aient perdu en même temps tout ce que l'éducation avait accumulé de facultés acquises dans la région du cerveau qui s'est détruite.

Puisqu'un seul hémisphère suffit à la faculté du langage, il est infiniment probable que l'enfant n'apprend à parler que d'un hémisphère (c'est d'ailleurs ce que démontrent les nombreuses observations d'aphasie), comme plus tard il n'apprendra à écrire que d'une main, et cela dépend sans doute du développement plus précoce de l'hémisphère gauche (1). Aussi les individus qui sont tout à coup privés de la portion de l'hémisphère gauche qui avait appris à parler, se trouvent dans la même position que les enfants (2) qui ne parlent pas encore; leur hémisphère droit possède, virtuellement, si l'on veut, la faculté de parler, mais cette faculté ne peut se manifester qu'après une longue éducation.

On peut dire encore que les aphasiques éprouvent pour par-

(1) Voy. Broca, Bull. de la Soc. anthrop., 1865.

(2) M. Broca a fait remarquer l'analogie qui existe au point de vue du langage entre les aphasiques et les petits enfants ; il a montré que les aphasiques peuvent jusqu'à un certain point apprendre à parler.

ler la même difficulté qu'éprouve pour écrire un homme récemment amputé du bras droit; la main gauche possède comme la droite la faculté d'écrire, mais il faut que cette faculté soit développée par l'éducation pour qu'elle puisse se manifester.

Peut-être se passe-t-il dans l'appareil nerveux central quelque chose d'analogue à ce que nous voyons tous les jours se produire dans les appareils extérieurs de la vie animale ; des organes dont les propriétés fondamentales sont fort simples (ce sont en dernière analyse des leviers mus par des muscles), acquièrent par l'éducation les facultés les plus variées. La marche, les exercices du corps, l'écriture, tous les arts manuels, tous ces résultats si complexes sont contenus virtuellement dans les propriétés des muscles et des os, dans la mécanique de la main ou du pied. C'est cette prépondérance singulière de l'éducation sur les dispositions innées qui fait que, dans les appareils de la vie animale, les facultés ne sont pas fatalement localisées comme dans les appareils de la vie organique.

La contractilité est bien inhérente an muscle, mais les associations de mouvements qui constituent le mode d'activité essentiel de l'appareil musculaire peuvent se manifester tantôt dans un groupe musculaire, tantôt dans un autre. Un homme qui a eu la main coupée peut écrire avec son moignon, il coordonne alors les mouvements des muscles de l'épaule et du bras comme il coordonnait les mouvements. des muscles de l'avant-bras et de la main; des individus privés de leurs deux bras se sont servis de leur pied comme d'une main.

Pour la locomotion même remarque ; il est bien évident que les membres inférieurs sont l'organe habituel de la marche ; on voit cependant des individus qui, privés de leurs membres inférieurs, ne sont pas pour cela privés de la faculté de se mouvoir, et qui marchent tant bien que mal avec leurs bras.

La plupart des fonctions de l'appareil extérieur de la vie animale, qui sont acquises par l'éducation , se caractérisent donc par une localisation habituelle , mais non fatale. Nous sommes porté à croire qu'il en est à peu près de même dans l'appareil central de la vie animale ; là également nous pensons qu'il existe des facultés fondamentales relativement simples, et des facultés acquises dominantes; là également nous concevons que des parties différentes puissent apprendre à se suppléer les unes les autres.

On a objecté contre la localisation de la parole dans les lobes antérieurs quelques exemples d'individus privés de la plus grande partie de ces lobes, et qui prononçaient cependant quelques mots et pouvaient exprimer leurs sentiments (obs. 27). Si le mécanisme de la locomotion nous était aussi caché que les opérations intellectuelles, on pourrait dire avec autant de raison que les membres inférieurs ne servent pas à la marche, puisqu'il existe des individus privés de membres inférieurs, et qui cependant peuvent encore se mouvoir d'un endroit dans un autre.

Pour exprimer la réalité, il suffit de renverser la proposition et de dire que les individus qui n'ont pas de lobes antérieurs parlent aussi mal que marchent les individus qui sont privés de leurs membres inférieurs. Ils sont obligés, en effet, de faire remplir aux portions de leur cerveau qui ont gardé leur intégrité, des fonctions pour lesquelles elles ne sont pas disposées spécialement.

Cela nous conduit à dire qu'il existe certainement une disposition native des cellules ou des groupes de cellules à de certaines fonctions. On ne peut s'expliquer autrement pourquoi la troisième circonvolution s'adapterait presque constamment aux fonctions du langage.

Ces différences, probablement très-faibles à l'origine, entre les divers éléments nerveux, s'exagèrent et se caractérisent à mesure que l'éducation et l'habitude des fonctions différentes influencent les différentes régions du cerveau; de sorte que l'on peut dire que la localisation des facultés cérébrales est surtout acquise par chaque individu, à mesure que son intelligence se développe.

N'est-ce pas ce que nous montrent les faits pathologiques?

Quand une lésion partielle du cerveau survient chez un adulte dont les facultés sont plus ou moins parfaitement localisées, il y a souvent lésion partielle de l'intelligence. Quand la même lésion survient chez un enfant, avant toute connaissance et toute faculté acquise, il n'y a pas de lésion partielle de l'intelligence, mais seulement affaiblissement général des facultés, si la lésion est double et très-étendue.

On peut admettre que l'exagération constante, pendant un grand nombre de générations, de ces virtualités diverses des différentes régions du cerveau, doit à la fin agir héréditairement et aboutir à une ébauche de localisation cérébrale innée, ces virtualités se rapprochant de plus en plus de la faculté *in actu*. Il est peut-être permis de penser que de cette manière la localisation se caractérise davantage à mesure que l'espèce se perfectionne, et que le rapport entre les fonctions et les organes devient de plus en plus intime, suivant une loi générale du perfectionnement des êtres organisés.

Mais il faut considérer que chaque individu faisant sa localisation cérébrale en même temps que son éducation, des portions homologues du cerveau doivent avoir des fonctions différentes suivant les individus et leur éducation. Il est extrêmement probable que des parties du cerveau qui se sont adaptées à l'étude de formes chez un anatomiste, s'adaptent à l'étude des faits sociaux chez un historien, des mots chez un linguiste, etc., la prépondérance d'une faculté exigeant probablement l'adaptation d'une plus vaste partie du cerveau.

Il résulte de cette grande variété de localisations cérébrales, que les influences héréditaires se neutralisent le plus souvent et ne peuvent exister que pour les facultés que tous les individus acquièrent sans exception, et qui sont devenues une condition d'existence sociale. Il ne faut donc pas s'étonner que l'une des premières, peut-être la première, la faculté de la parole soit arrivée à se localiser.

Etat des sens. — Nous n'avons de renseignements que sur l'état des yeux, encore sont-ils tout à fait insuffisants. Il est difficile, en effet, de savoir si la cécité, indiquée dans quelques observations, a été causée par une ophthalmie, ou si elle a été la conséquence de l'affection cérébrale. Dans l'observation 13, il paraît que la malade avait eu d'anciennes ophthalmies. Dans l'observation 6 il y avait amaurose incomplète, nystagmus et microphthalmie. A l'examen de l'œil, on a trouvé des altérations atrophiques de la rétine, qui remontaient peut-être à l'époque de la maladie cérébrale. Le strabisme a été noté dans quelques cas (obs. 25, 26). Quoi qu'il en soit, dans un bon nombre de cas d'atrophie cérébrale, la vue ne paraît pas notablement lésée (obs. 5, 17, 23, 28, 29, 30, 32, 39, 42); il est même noté dans quelques cas que la vue était égale des deux yeux.

État de la face. — L'hémiplégie faciale est commune, mais habituellement peu prononcée; il existe seulement une légère déviation de la bouche, un peu de flaccidité de la joue, très-rarement une légère déviation de la langue. La déviation de la face a été constatée neuf fois dans nos observations (obs. 2, 3, 8, 9, 13, 24, 33, 39, 40). Quatre fois on a noté qu'elle n'existait pas (obs. 5, 16, 25, 29).

Dans quelques cas, on a noté plutôt qu'une déviation des traits une atrophie d'un côté de la face, qui paraît alors asymétrique (obs. 1, 14, 41). Cette atrophie est due soit à la dégénération des muscles, soit peut-être à un développement imparfait du squelette, analogue à celui qu'on observe dans les membres.

Nous avons traité plus haut au chapitre de l'anatomie pathologique des déformations extérieures du crâne qui sont intéressantes au point de vue du diagnostic.

État des membres et du tronc. — Pinel, dans son mémoire sur l'endurcissement du système nerveux avait déjà fait remarquer la roideur et les déformations des membres (1).

(1) Pinel fils, Recherches sur l'endurcissement du système nerveux. (Journal de physiologe de Magendie, p. 191, 1822.)

« L'endurcissement et l'atrophie d'un lobe entier du cerveau, dit cet auteur, fréquent chez les idiots, s'annonce ordinairement moins encore par la paralysie des membres que par les distorsions qu'elle détermine dans les pieds et dans les mains. » Cazauvielh et plus tard Lallemand signalèrent également la fréquence de ce symptôme. Aujourd'hui la très-grande fréquence de la contracture tardive chez les anciens hémiplégiques est bien connue, et à vrai dire la contracture qui est signalée dans nos observations ne diffère en rien de celle qu'on observe en général à la suite des ramollissements ou des apoplexies. Les membres se roidissent dans de certaines positions, et on ne peut plus changer leur attitude; quand on veut les redresser on provoque généralement une vive douleur.

L'attitude des membres roidis n'est pas toujours la même; le plus souvent les membres sont en flexion. M. Bouchard admet quatre types principaux qu'il range ainsi par ordre de fréquence :

1° Flexion avec pronation ;
2° — avec supination ;
3° Extension avec pronation ;
4° — avec supination.

Les trois derniers types sont relativement rares.

Dans nos observations nous n'en trouvons pas un seul exemple.

Voici la description succincte de l'attitude la plus habituelle : Le membre supérieur est rapproché du tronc, l'avant-bras fléchi à peu près à angle droit et en pronation, la main est fléchie et inclinée vers le côté cubital, les doigts sont plus ou moins fortement fléchis dans la paume de la main ; généralement le pouce est étendu et les doigts sont de plus en plus fléchis à mesure qu'on se rapproche du bord cubital; c'est l'annulaire et le petit doigt qui sont d'ordinaire le plus fortement fléchis, quelquefois les doigts sont étendus, renversés en arrière, déformés ou bien le poing est complétement fermé.

La contracture est d'ordinaire beaucoup moins prononcée au membre inférieur ; on observe une légère flexion du genou et une extension forcée du pied avec fréquente déviation en dedans représentant exactement un pied bot varo-équin.

Les mouvements des membres sont habituellement très-diminués, et beaucoup plus dans le membre supérieur que dans le membre inférieur. Quelques mouvements subsistent habituellement dans l'épaule ; les mouvements de la main et des doigts sont ou complétement abolis ou extrêmement limités. Dans quelques cas, lorsque les malades veulent mouvoir le bras paralysé, le membre tout entier est pris de mouvements irréguliers, d'une espèce de tremblement convulsif (obs. 40).

Les mouvements du membre inférieur sont beaucoup moins altérés, la plupart des malades marchent sur la pointe du pied et souvent fauchent comme beaucoup d'hémiplégiques.

A ces déformations des membres se joignent dans quelques cas des déformations manifestes du tronc ; nous avons vu plus haut que la moitié du squelette du tronc correspondant à la paralysie présentait parfois une atrophie notable ; dans un certain nombre de nos observations, il est indiqué que le tronc était incliné ou incurvé latéralement du côté paralysé (obs. 6, 9, 13, 14, 24).

Ces attitudes spéciales des membres et du tronc donnent une physionomie extrêmement caractéristique aux malades, surtout lorsqu'il s'y joint une atrophie avec raccourcissement des membres.

Dans quelques cas, les membres paralysés ne présentent pas tout à fait les caractères que nous avons énoncés.

Quelquefois le bras est étendu et les doigts fléchis en crochet. Très-rarement, l'hémiplégie est flasque et sans contracture (obs. 15, 31). Dans l'observation 20, la contracture manquait au membre supérieur, mais il y avait un pied équin.

La contracture peut quelquefois se montrer des deux côtés du corps avec l'attitude spéciale dans les cas de lésion double du cerveau (Voy. Obs. 16). Nous avons eu occasion de voir un cas de cette espèce dernièrement à la Salpêtrière, dans le service de M. Charcot.

Ce phénomène de roideur des membres paralysés semble, dans le plus grand nombre des cas, dépendre de la sclérose secondaire de la moelle, comme l'a établi M. Bouchard; cependant il paraît se produire aussi dans des cas où il n'y a pas d'atrophie descendante, ni par conséquent de sclérose de la moelle (Obs. 3, 5, 23).

La sensibilité n'est habituellement pas abolie dans les membres paralysés; dans quelques cas elle est un peu diminuée. (Obs. 9, 24, 25, 42.)

CONCLUSIONS.

1° L'atrophie cérébrale n'est pas, à proprement parler, une espèce morbide distincte, c'est le terme auquel aboutissent, après un temps plus ou moins long, diverses maladies cérébrales.

2° Dans presque tous les cas d'atrophie cérébrale, il est facile de trouver des lésions caractéristiques de la substance nerveuse annonçant qu'il y a eu anciennement soit un ramollissement (plaques jaunes, infiltration celluleuse), soit une apoplexie (kystes), soit une hémonagie méningée (lésions des méninges, kystes arachnoïdiens), soit une encéphalite traumatique (pertes de substance avec résorption complète du tissu nerveux). Dans quelque cas, l'atrophie paraît se produire par sclérose lobaire primitive.

3° Nous avons montré que l'encéphalite traumatique terminée par guérison, se reconnaît habituellement à des pertes de substance, à une disparition du tissu nerveux, etc.

4° Les diverses maladies cérébrales déterminent l'atrophie cérébrale, tantôt directement en produisant de vastes pertes de substance, tantôt indirectement, en étant le point de départ d'un travail atrophique, souvent d'une sclérose envahissante qui s'étend à tout l'hémisphère.

5° Les lésions cérébrales qui produisent l'atrophie d'un hémisphère, produisent en même temps des altérations descendantes de la moelle et souvent une atrophie croisée du cervelet.

6° Les nerfs des membres paralysés sont le plus souvent épaissis, rarement diminués de volume. On a trouvé des ganglions intervertébraux et les ganglions du grand sympathique atrophiés du côté de l'hémiplégie.

7° L'épanchement séreux intra-crânien n'est jamais la cause

de l'atrophie cérébrale, c'est un phénomène passif. Dans quelques cas rares, cet épanchement peut se produire avec une plus grande activité que d'ordinaire, et venir alors compliquer la maladie d'une véritable hydrocéphalie.

8° La déformation du crâne est habituellement caractérisée par l'épaississement des os. La déformation extérieure est relativement rare.

9° L'atrophie du squelette des membres paralysés est constante quand la maladie remonte à l'enfance ; elle est plus prononcée au membre supérieur qu'au membre inférieur dans le plus grand nombre des cas.

10° L'intelligence peut être saine quand un hémisphère a été détruit pendant l'enfance ; dans ces cas il n'y a jamais d'aphasie. Le plus souvent l'intelligence est diminuée.

11° Presque constamment l'hémiplégie est accompagnée de contracture des membres et d'une attitude spéciale qui fait reconnaître facilement les malades atteints d'atrophie cérébrale.

TABLE DES MATIÈRES

A. PARENT, imprimeur de la Faculté de Médecine, rue Mr-le Prince, 31.

Les planches ci-jointes représentent l'encéphale de la femme G. (Observation Ire).

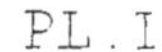

PL. I.

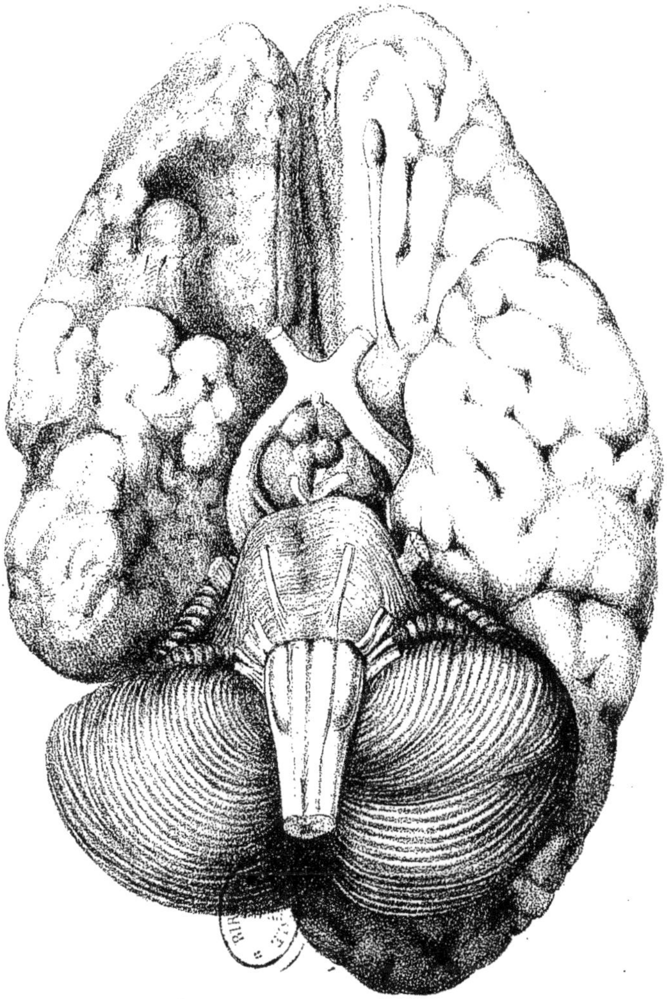

Charcot del.

P. Lackerbauer lith.

Imp. Becquet, Paris.

PL . II.

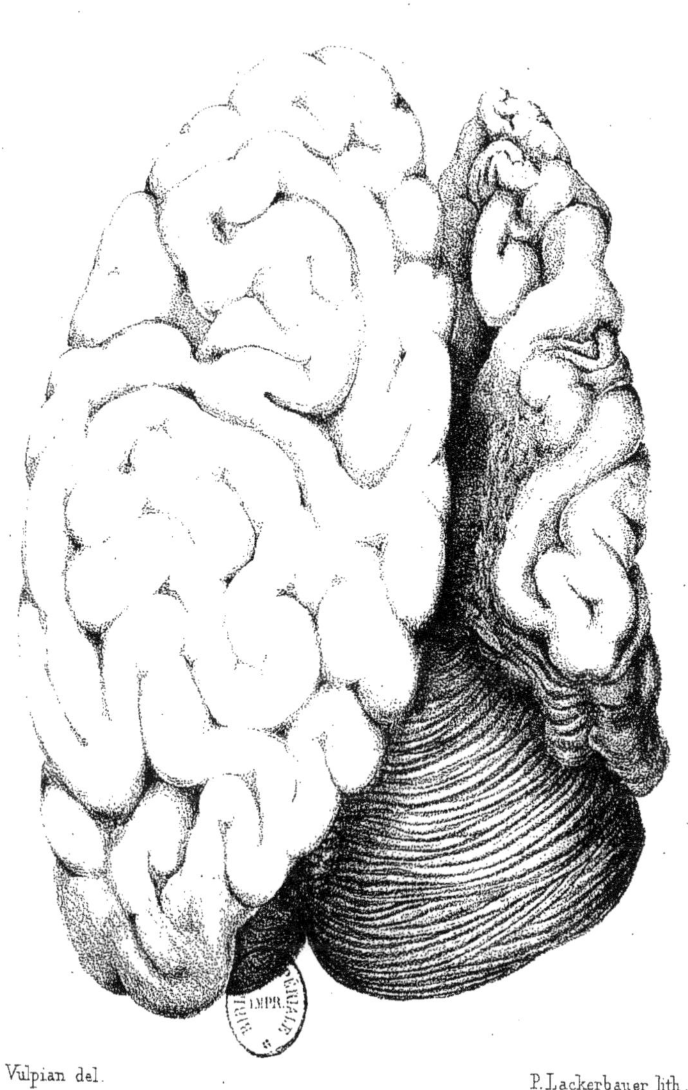

Vulpian del.

P. Lackerbauer lith.

Imp. Becquet, Paris.

www.ingramcontent.com/pod-product-compliance
Ingram Content Group UK Ltd.
Pitfield, Milton Keynes, MK11 3LW, UK
UKHW020925180726
13838UKWH00002B/762